健康是人生第一財富

金塊 文化

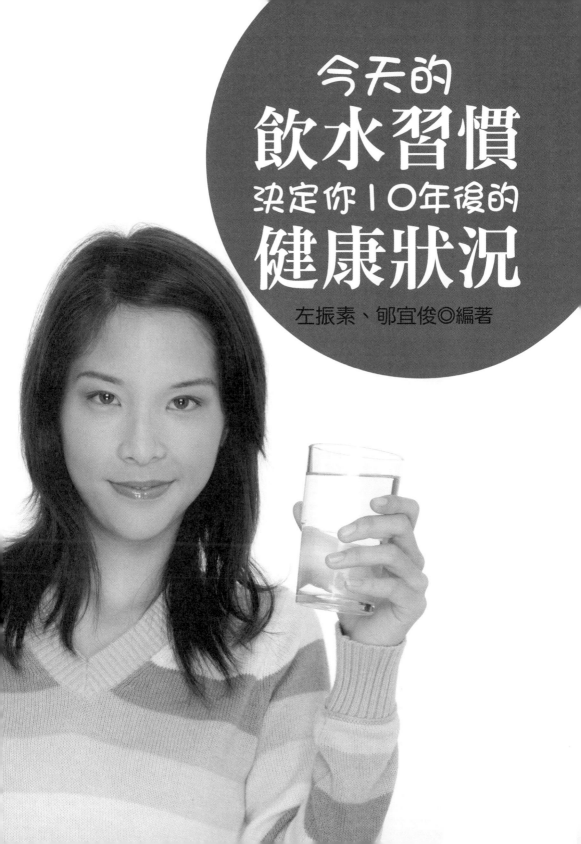

今天的 飲水習慣 決定你10年後的 健康狀況

左振素、郇宜俊◎編著

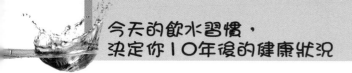
前言

讓自己健康很簡單，只要從日常生活做起。

人們要生存，就要喝水，就要吃飯，這是日常生活中最普通的幾件事了。飲水是生命賴以生存的生理基礎，飲食是生命賴以生存的物質基礎。人們在輕鬆享受水、食物這些生命最基本的要素時，卻是需要有大智慧的。

水和人們的生活息息相關，但人們對水的認識卻非常淺薄。就水對人體的生理功能來說，仍然停留在「喝水就是解渴」的認識上。我們需要更深層次地瞭解水，知道它在整個生命的物質代謝、能量代謝和資訊代謝過程中的重要作用。

早在明代李時珍《本草綱目》中就把水列在章首，詳細介紹了43種水的保健治療作用，並對不同地區的水質及所含物質作了一一詳述，足以體現藥聖對水保健治療作用的重視和深刻研究。

而現在，人們卻對健康水、好水沒有足夠的認識，不講究科學飲水、正確飲水、安全飲水，甚至在飲水市場上出現了很多誤導，使我們走進了飲水的誤區。如：誤把飲料當成飲用水、誤把醫療用水當作正常飲用水、誤把純淨水作為健康水、誤把水的物理活性當成生物活性、誤把陳舊的水技術當成高新技術、誤把飲用水的輔助產品當成飲用水的主導產品（自來

水），等等。

　　本書詳細介紹了水的基本知識和怎樣健康安全地飲水、水在人體的重要作用、缺水對人體的危害、人們的飲水誤區，以及避免水污染危害等，作者以淺白的文字，使深奧的科學理論變得通俗易懂、貼近生活，提供人們正確的飲水知識和健康、科學、合理的飲水智慧。

　　這是一本人人必備的健康智慧書，跟著做，讓我們一起喝出健康與長壽。

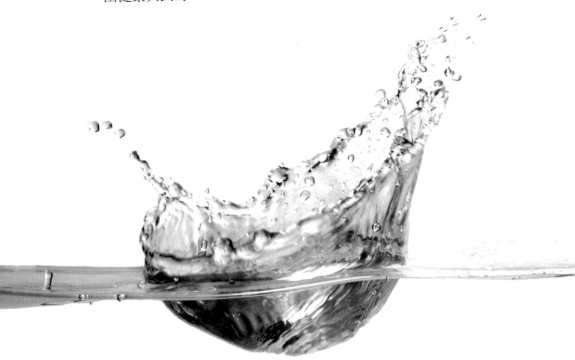

目錄 CONTENTS

目錄 CONTENTS

目錄 CONTENTS

第一章
水是生命之本

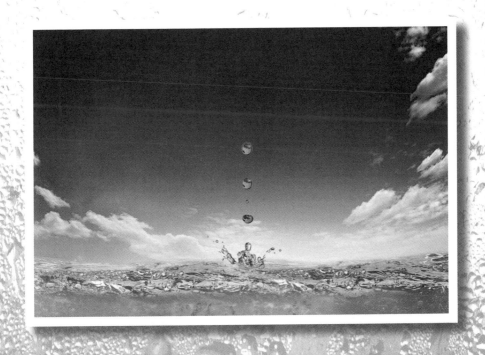

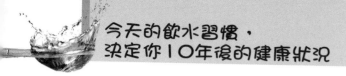

1 沒有水就沒有生命

　　水是地球萬物的生命之本，人類在探索宇宙是否存在生命這一問題上，也是將是否有水的痕跡作為證據。水的存在顯示了生命的存在，沒有水的地方即被認為沒有生命。

　　水是一切生理反應的基質，由於有水的參與，生物才能成為活的有機體。沙漠之所以成為「不毛之地」，是因為缺水；有水，「不毛之地」就可以成為綠洲。所以說水是一種生命力。

　　對人來說，水比食物更為重要，人不吃食物生命可維持20餘天，但如果不喝水，則不過幾天便會死亡。當人體失去6%的水分時會出現口渴、尿少和發燒，失水10%～20%將出現昏迷甚至死亡。可見水對生命是多麼重要，因此說，沒有水就沒有生命，水是生命之本。

　　在地球上，水覆蓋了地球表面75%，給生物的存在帶來了十分適宜的條件，而人體體重也是由70%左右的水分構成的。人體的新陳代謝、系統平穩，都必須依賴水，水是構成生命細胞的基礎。食物的消化吸收、營養的輸送、血液的循環、廢物的排泄、體溫的調節，每一個生命活動都離不開水。

　　早在秦朝時期呂不韋就指出：「凡食之味，水為之使」；清代有養生學家指出：「人可以一日無穀，不可一日無水，水為食精」；清康熙皇帝非常重視養生，他說「人之養身，飲食為要，故用水最切。」

　　所以說水是生命之源，能維繫人的生命，為生命提供活力，是填充身體空隙的主要物質。珍惜生命從水開始。

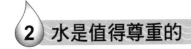 2 水是值得尊重的

　　水是極普通的物質，普通到不論是在城市還是在鄉村，水總是隨處可見，時時伴隨著我們。因為水太普通了，以至於大多數人忽略了對水的認識。以下讓我們先對水有一個基礎的認識：水的分子由1個氧原子和2個氫原子組成，其冰點為0℃，沸點為100℃。水有三態，即固態——冰，液態——水，氣態——水蒸氣。水的pH呈中性，以5～10微米大小的水分子團存在。

　　日本江本勝醫學博士對水有深入的研究，自1994年起，他開始在冷室中以高速攝影的方式拍攝觀察水在不同情況下的結晶變化，結果發現水有複製、記憶、感受和傳達資訊的能力。他做了很多試驗，觀察了不同地方的水、清淨與渾濁的水所形成的結晶形態，以及水在聽到不同的語言、音樂，看到不同的文字、圖畫所形成結晶的變化。他把這些變化一一拍攝下來，並以122幅風姿各異的水結晶，結集出版了《水知道答案》一書，向世界展示了這一驚人的成果，隨即引起了世界性的轟動，掀起了一波波水研究的熱潮，也喚起了人們對水的尊重和敬愛。江本勝醫學博士的研究，證實了水具有的特性。

3 水在自然界之特性

水能聽、能看、有靈性——神奇之性

　　人在出生之前的受精卵狀態時，其99%是水。出生後，水占人體的90%；長到成人時，比例縮減到70%左右；到臨死之前大約會降到

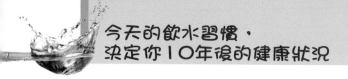
50%左右。無論如何，可以說人的一生幾乎都活在水的狀態中，從物質的角度看，人就是水。要想健康而幸福地度過一生，該怎麼辦？一言以蔽之，只要讓占到人體70%的水乾淨就可以實現了。

水是一種生命力，人體通過水分吸收營養，並通過血液或體液將營養輸送到身體的各個器官。只有體內的水在流動，生命才有可能延續，站在生命的角度來看，可以說水是能量的源泉及載體。

江本勝博士等人做了大量科學的實地觀察和研究，從拍攝的照片來看，只要是天然水，無論出自何處，展現的水結晶都是異常美麗而有規則的。泉水、地下水、冰川，仍然保持自然形態的河流上游的水，不管來自世界哪個地方，只要是在大自然中未被污染，都能呈現美麗的結晶。而東京的自來水則幾乎無法形成結晶，是因為東京的自來水在消毒過程中使用了氯，將天然的美麗結構全都破壞掉了。

江本勝博士等人又做了許多試驗，把試驗的結果及拍攝的照片記錄下來。

讓水聽音樂，結果聽美麗的古典音樂時，水形成美麗的結晶；相反，讓水聽充滿憤怒與反抗色彩的音樂時，其結晶的形狀就全部凌亂而破碎了。

讓水閱讀文字，看到「謝謝」以及表達愛意的文字時，水結晶會非常清晰地呈現美麗的六角形；而看到「混蛋」或指責性的語言時，水結晶就像聽到憤慨音樂的水一樣，破碎而凌亂。並且對不同國家的文字所表示相同意義的語言，其反應是一致的，形成相同的結晶，說明大自然的法則是沒有國界而共通的。由此可見，水是一種活性物質，是有靈性的。

生物得以生存，依賴「冰浮於水上」之特性

　　一般物質，只要從液體變成固體，構成它的分子以及原子的密度通常就會增加，重量也隨之增加。水結成冰的時候，其分子結構雖然排列規則而整齊，但其中還是留有很多空隙，而一旦變成液體時，水分子就會以10萬倍的速度劇烈運動起來。由於運動劇烈，分子之間的空隙越變越小，密度則相對增加，因此與冰相比，液體的水要重得多。當溫度為4℃時水的比重最大。如果在充滿空隙的水分子結構中加入活潑的水分子，這時溫度又恰好是4℃的話，其重量就會增加。若再將其溫度提高，水分子就會因為更加活潑而使密度再度變小。由於4℃的水最重，因此，即使外面天寒地凍，湖底的水溫也肯定保持在4℃，這是水底生物生存的必備條件。

　　如果水不具備這種特性而和其他物質一樣，也就是說固體的冰沉沒於液體的水之中，真不知道這個世界將會是什麼樣子，也許人類就無法在這個地球上生存了。如果氣溫下降至0℃以下，海底或者湖底的水完全結凍，就會將生存於其中的所有生命逼上死亡之路。而正因為有「冰浮於水」的特性，海面及湖面上雖然覆蓋著厚厚的一層冰，冰面之下仍保持4℃，生物因而能正常生活繁衍生命。

水的包容使其成為孕育生命之母

　　大家都知道，即便是看似很清澈的地下水或者山間的小溪水，其中仍含有大量的礦物質以及其他不純淨物質。工業園區的「超純淨水」只要放進容器中，馬上就會溶入其他物質。

　　所以說要保持水的絕對純淨相當困難。由於水的這種特性，令大海中不斷溶進生命所需的種種元素，從而形成「生命之源」。所以

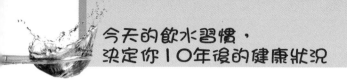
說，沒有水，物質與物質之間便無法相互融合，也無法循環再生。

　　水是孕育生命之母，也是生命的原動力，這一切全都依賴水異於其他物質的特性。

 4 水在人體內的特性

水是溶劑，是臟器發揮功能的關鍵

　　水是溶劑，在人體內也同樣起著溶劑作用，人體以75％的水和25％的固體物質組成，水作為溶劑溶解其中的溶質，調節體內功能。人體內的水代謝一旦紊亂，就會發出各種信號，表明系統功能出了問題，水的供給與分配出了問題。

　　要確保有足夠的水到達比較重要的器官，確保水把各種元素如荷爾蒙、化學資訊和營養素等送到比較重要的器官，只能採用「水配比」法，即每個器官都在製造其他器官所需要的物質，只要這個器官按照大腦的指令不斷調整配額，監控自己的生產率和生產標準，把自己製造的物質投放到「流動的水中」，一切都會正常運轉。水一旦到達「乾旱」地區，就能恢復重要的、缺失的物理運動和化學反應。所以水的攝入和配比極為重要。

　　神經傳導系統在調解水配比的過程中不應受到藥物的持續性抑制。人們應該懂得神經傳導系統的目的，要多喝水，滿足其要求。使水及時分配給身體不同部位的缺水「乾旱區」，以緩解及消除局部的症狀。

　　水是身體裡的溶劑，它能調節所有功能，調節溶解在水中並在水

中循環的溶質的活動，使身體各臟器及時持續地得到營養供給，以發揮各自的功能。

營養物質功能發揮依賴水的運輸功能

水是血細胞循環的運輸工具。大腦細胞的產物可以通過「水道」運送到神經末梢，用來傳遞資訊。神經傳遞系統的效率依賴水在神經組織中的自由活動。水在進入細胞的過程中，會產生相應的輸送頻率，使鉀元素進入細胞，把鈉元素排出，由此產生能量。在神經系統中，除了主航道外，還有支流和非常細的溪流，溶質材料沿著水道「漂運」，這種水道對運輸功能的發揮有著重要作用。

人體的水調節因年齡不同而各異，可分為三個階段：第一階段是胎兒在母體子宮時期；第二階段是成長階段，即身高和體重達到成熟（大約在18～25歲之間）的階段；第三階段是從成年到死亡的階段。胎兒在子宮裡發育時，母親為胎兒細胞的生長提供必需水分。水的攝入和傳輸系統雖然是由胎兒組織完成的，卻體現在母親身上，胎兒和母親對水的需求似乎表現在懷孕初期的晨吐感覺上，母親的晨吐感覺是胎兒和母親的缺水信號。進入成年後，我們體內的水分會越來越少，自身的渴感和對水的需求越來越弱，體內細胞的含水量也會逐漸減少，細胞內的含水量與細胞外的含水量之比從1：1減少到大約0.8：1，所以飲水量的減少會導致細胞含水量減少，影響細胞活力，即影響細胞的新陳代謝而失去運輸功能。

水是身體能量的主要來源

水是平衡身體中能量和液體滲透的「中央處理器」。當水使蛋白

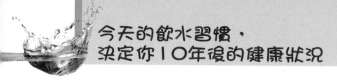

質的泵送開始運轉時，鉀元素和鈉元素可以與蛋白質黏合，成為「發電機的磁鐵」，這些陽離子的高速運動，可以產生相應的能量，並以三種不同的形式儲存在許多不同的組織區城。這三種能量的儲存形式分別是：三磷腺苷（ATP）、三磷酸鳥苷（GTP）和內質網。內質網是細胞質內部的一種液泡體系，可以「捕獲」和吸收鈣元素。每兩個單位的鈣元素被吸收，就會有1個單位的ATP能量在兩個鈣原子的結合過程中得以儲存。每兩個單位的鈣元素彼此分離和釋放，就會有1個單位的能量被釋放出去（用於再次產生1個單位的ATP）。

作為一種能量儲存方式，鈣元素的這種吸收機制，不僅可以使身體的骨質結構成為其「腳手架」，而且也是其「中央儲蓄銀行」，這類似於把現金投資於黃金儲備中，因此，當身體嚴重脫水而導致水能和電能供應不足時，身體就會汲取骨骼儲存的能量。由此可知，骨質疏鬆症的形成也應該與長期脫水有關。

水生成「水電能」（電壓），轉化成ATP和GTP，而我們卻一直認為ATP產生的所有能量都來自於食物。其實，世間所有的生物，包括人在內，只要存活並不斷生長，都要依靠水產生的能量。而我們卻往往忽視了身體對水電能量的依賴程度。

水作為一種能量來源，其最主要的優點是：過量的水可以從身體排出。水產生身體需要的能量，並儲存在細胞裡，而過剩的水會攜帶細胞內的有毒廢物離開身體。

水解作用是營養物質吸收之必需

「水解作用」指的是身體的化合物與水發生反應，分解成兩種或幾種物質。水解過程主要包括：一種蛋白質分解為氨基酸；大量脂肪

顆粒分解為更小的、含脂肪的酸性物質，如果沒有水，水解作用就不可能發生。「水解作用」體現的是水的新陳代謝作用，身體吸收食物的營養物質有賴水的化學反應（即水解作用）。

水的化學能量可以促使種子發芽，長成一株新植物，甚至大樹。生命化學利用的正是水的能量。所以，我們在食用固體食物時，首先要補充水分。

水的黏合作用調節身體所有功能

水是細胞中固體物質的黏合劑，像膠水一樣把固體溶質和細胞膜粘在一起，形成細胞膜，並在細胞周圍形成保護層。水作為一種鬆散而靈活的物質，能夠在細胞膜中自由運動，並提高化學元素的運動節奏和效率。

人體中的蛋白質和酶在黏度較低的溶劑中效率較高。細胞膜中的所有受體（接受端）都是如此。在黏度較高的溶劑中（在脫水狀態下），蛋白質和酶的效率較低，對身體缺水的判別力也較差。因此，水的黏合作用可以調節身體的所有功能，包括各種溶質的活動。

5 水所含成分是生命要素

水是由一定比例的水和溶解於其中的多種元素和電解質所共同組成的，就結構而言，一個水分子是由兩個氫原子和一個氧原子化合而成，其分子式為H_2O。水還含有電解質和元素，主要有：鉀、鈉、鈣、鎂、鐵、銅、碘、鋅、磷等，這些物質均是生命之要素。不同地區水質中電解質及元素含量不同，其元素含量決定水的品質，如鈣、

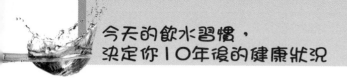

鎂離子的濃度是判斷水的硬度的主要指標。

飲用水中含有人體必需的電解質和多種元素，從水質標準看這些物質的含量是有限的，所以僅靠飲水來補充以達到身體之需是不夠的，必須通過進食來補充，並且人們應該瞭解這些物質對人體的作用及身體需要量，以便補充合理。人體內主要的電解質及元素有：

鉀（K）：鉀是人體必需的金屬元素。是身體中數量較大的物質，多數存在於細胞內，僅約2%總體鉀在細胞外。人體血清中鉀濃度只有3.5～5.5毫摩爾/升（mmol/L），但它卻是生命活動所必需的。鉀的功能常與鈉相聯繫，對維持體內滲透壓和酸鹼平衡、細胞的新陳代謝、神經肌肉的興奮性起著十分重要的作用。血鉀過低或過高，都會引起嚴重後果。

當體內缺鉀時，會出現全身無力、疲乏、心跳減弱、頭昏眼花，嚴重缺鉀還會導致呼吸肌麻痹死亡。此外，低鉀會使胃腸蠕動減慢，導致腸麻痹，加重厭食，出現噁心、嘔吐、腹脹等症狀。臨床醫學資料還證明，中暑者均有血鉀降低現象。但鉀的攝取不宜過量，否則會造成鈉的流失與不足。

鉀在天然食物中分佈很廣，只要正常膳食一般不會缺乏，如果膳食不平衡，偏食肉、蛋、多糖、多鹽，而糧食、豆類、蔬菜、水果吃得少，就會發生鉀的攝入量減少。烹調不合理，做菜餡去菜汁，吃菜時棄去菜湯，那就等於吃「低鉀菜」，無形中丟失大量的鉀。

慢性疾病可能使鉀的吸收不好，腹瀉嘔吐及有些利尿劑都會使鉀丟失過多。糖原生成需要鉀，食用大量糖時，血中鉀的濃度很快下降，未控制的糖尿病病人往往大量鉀從尿中丟失，所以需要補鉀。鹽分攝取過高者，也要多攝取鉀。

　　含鉀高的食物有鮮蠶豆、馬鈴薯、山藥、菠菜、莧菜、海帶、紫菜、黑棗、杏、杏仁、香蕉、核桃、花生、青豆、黃豆、綠豆、毛豆、羊腰、豬腰等。高鉀飲食並不是對每個人都適用，急、慢性腎功能不全，尿少或無尿者，鉀不能及時被排出；休克或腎上腺功能不全者不僅不能補鉀，而且要控制鉀的攝入量。

　　鈉（Na）：鈉是人體中最重要的常量元素之一，在人體中的含量是1600ppm。它是電荷的載體，調節細胞外液水和電解質的滲透平衡。人可以通過廉價的食鹽（NaCI）補充足夠的鈉。當人體過度疲勞和流汗過量時，補充適量的鈉會很快調節細胞平衡。缺鈉表現：倦怠、眩暈、噁心、食欲不振、心跳加快、脈搏細弱、血壓下降、肌肉痙攣等，嚴重者可出現昏迷。

　　鈣（Ca）：鈣是人體內含量最大的無機鹽，成人體內含1000～1200克，約占體重的2%。鈣不僅是構成骨骼組織的主要礦物質成分，而且在機體各種生理和生物化學過程中起著重要作用。對人體的重要作用是無可替代的，鈣缺乏病是常見的營養性疾病。

　　在人體內，99%的鈣元素以羥基磷灰石結晶的形式存在於牙齒和骨骼中，其餘1%的鈣元素大多存在於軟組織、細胞外液血液中，這部分鈣統稱為混溶鈣池鈣，它與骨骼鈣維持動態平衡。混溶鈣池鈣是維持所有細胞正常生理狀態所必需的，它對心臟的正常搏動、肌肉和神經正常興奮性的維持、一些酶系統的啟動作用、細胞膜通透性等均具有重要影響。因此，在人體內混溶鈣池鈣亦可稱為生理活性鈣。在水鹽代謝過程中，混溶鈣池鈣易隨尿、汗排泄物逸出體外。當通過膳食攝入的鈣量不足或食物鈣源的溶解性差而導致吸收率低時，骨骼鈣向混溶鈣池鈣遷移，以維持混溶鈣池鈣的相對恆定，保證人體生理活動

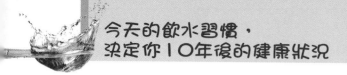

正常進行，若較長時間缺鈣，則會引起骨質軟化及骨質疏鬆症。鈣的含量影響水的硬度，硬度與心血管發病率呈現相關性，常飲含鈣水可增強心肌活力。

我們的身體不能產生鈣，身體需要的鈣必須從食物中補充，而一旦得不到補充，就得消耗身體中的骨骼，所以缺鈣不利於兒童和青少年的骨骼發育，並可使老年人易患骨質疏鬆症。

為了保障人們的身體健康，世界衛生組織（WHO）和國家營養學會都規定了鈣營養日攝入量推薦標準（RDA）。國家營養學會建議正常人鈣的攝入量：兒童為800～1200毫克；少年為1000～1200毫克；成人為800毫克；老年人為1000毫克；特殊人群如孕婦為1500毫克。

含鈣多的食物：貝殼類、黃豆、牛乳、堅果、海帶、牛肉。

鎂（Mg）：正常人體每天需鎂量為0.3～0.5克。鎂也是人體中最重要的常量元素之一，在人體中的含量是290ppm。它是蛋白質的組成部分，酶的啟動劑。促使人體中各種酶的形成，具有強心鎮靜的作用。它被稱之為「人體健康催化劑」，可以消除疲勞，有利於肌肉生長。科學研究證明，鎂和鈣一樣，其含量會影響水的硬度，有助於骨骼成分的形成和調節心臟功能及血液循環。在骨骼中，鎂的含量占人體鎂總含量的60%，其餘的40%分散在肌肉、血液、肝臟和人體軟組織中。鎂對肌肉和神經功能的正常發揮有著重要作用。

人體缺鎂的嚴重後果是，肌肉痙攣、極度疲勞、身體虛弱、注意力分散、神經緊張、心動過速和頭暈目眩等。專家們還認為，運動員更應注意增加鎂的攝入。這主要是他們運動量過大，出汗過多的緣故，大量出汗會使人體中的鎂自然流失。另外，運動員還會從尿液中排出大量的鎂。

含鎂多的食物：荷葉、香蕉、黃豆、番茄、綠豆、紅小豆、芭樂、蜂蜜、燕麥。

水中的鈣、鎂離子被醫學家們稱為人體保護性元素。它能抵禦其他有害元素的侵襲，如水中含氟量為每升3毫克，而鈣、鎂離子含量偏低，當地人群可發生氟中毒，如水中氟含量不變，但鈣、鎂離子含量較高，該地區人群則不會發生氟中毒。如果人體所需主要元素得到滿足，非主要元素就很少或不會被吸收，而是被排泄掉。例如水中的鈣、鎂含量高而鉛含量低，人體就會選擇主要元素鈣、鎂，而將非主要元素鉛排泄掉，否則就可能轉而吸收鉛，導致蛋白質或酶的功能發生障礙。

鐵（Fe）：鐵非常堅硬，然而如此冷冰冰的鐵卻是人體的重要元素，是人類不可缺少的營養素。鐵是第26號元素，原子量為55.85，人體內的鐵含量為3～5克，成人每天約需鐵12毫克。女性比男性略少，它是人體含量最高的微量元素。

鐵在人體內的分佈極為普遍，幾乎所有組織中都有，其中以肝、脾中含量最高，其次是肺。鐵在人體內的存在形式可為兩大類：血紅素類和非血紅素類。血紅素類主要有血紅蛋白、肌紅蛋白、細胞色素及酶類；非血紅素類主要有運鐵蛋白、乳鐵蛋白、鐵蛋白、含鐵血紅黃素及一些酶類。人體內60%～70%的鐵存在於血紅蛋白內，15%左右構成各種細胞色素，20%以鐵蛋白的形式儲存於肝、脾、骨髓及腸黏膜中，5%左右構成肌紅蛋白。鐵與體內的能量釋放密切相關，心、肝、腎這些具有高度生理活動能力和生化功能的細胞線粒在體內儲存的鐵特別多，線粒體是細胞的「能量工廠」，鐵直接參與能量的釋放。

人體健康需要鐵，其來源應該是組成膳食的多種多樣的食物。

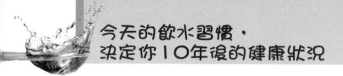
僅僅從鐵的含量上看，植物性食物的鐵含量甚至高於新鮮的魚、肉、蛋，但是植物性食物中鐵的存在形式是無機鐵，並且常與植物中的酸類結合生成植酸鐵、草酸鐵等，不容易被人體消化吸收。而我國居民的膳食結構以植物性食物為主，糧食和蔬菜是主體食物，膳食鐵的總量雖然可達到每人每日20毫克以上，但是鐵吸收率只有3%～5%，因此，實際上真正進入人體的鐵只有每人每日0.7～1.2毫克。這個數量不能滿足人體健康的需要。

要想滿足人體鐵營養的健康需要，一方面要儘量多選擇鐵含量高的食物，尤其是含有血紅素鐵的動物性食物；另一方面，還要注意食物的合理搭配和全面的營養要求。選擇鐵含量較高的食物將給人們帶來較高的鐵攝入量，這是增加鐵攝入的前提。同類但不同品種的食物含鐵量不同，比如蔬菜，同是葉菜，鐵含量最高的是黑綠色的油菜（5.9毫克/100克），其次是薺菜（5.4毫克/100克）和莧菜（5.4毫克/100克）；菠菜的鐵含量在葉菜中只處於中等（2.9毫克/100克）。曾經有報導錯誤地報告了菠菜的鐵含量，使得人們誤以為菠菜的鐵含量明顯高於其他葉菜。其實，從最新的食物成分測定結果和食物成分表資料來看，菠菜的鐵含量並不出眾。因此，「吃菠菜補鐵」是沒有科學依據的。

動物性食物中鐵的含量與動物的種類、屠宰方式和不同的食用部位有關。新鮮的家畜和家禽肉、鮮魚肉中鐵的含量在1～3毫克/100克之間；動物的肝臟和血液中鐵的含量較高，可以達到10～25毫克。雞蛋黃中鐵的含量大約是2毫克/100克。奶是動物性食物中的「另類」，其鐵含量較低，只有0.3毫克/100克，並且不是以血紅素鐵的形式存在。

最後提醒大家，不能單純為了補鐵而過量攝入動物性食品。動物性食品比例過高會帶來能量過高、蛋白質、脂類過量等問題，從而導致肥胖、心血管疾病、癌症等。含鐵多的食物：豬血、瘦肉、貝類、蛋黃、黑棗、黑木耳及動物的肝、心、腎等。

銅（Cu）：正常人體內含銅100～200毫克，約50%～70%存在於肌肉及骨骼內，20%存在於肝臟，5%～10%分佈於血液。人體銅元素超標會引起肝硬化等疾病。銅缺乏會引起生長停滯，嚴重者可併發貧血。含銅高的食物：肝、血、豬肉、蛤貝類、魚類、烏賊、魷魚、堅果類、乾豆類、芝麻、可可、巧克力、明膠、櫻桃及部分蔬菜，如蘑菇、薺菜、菠菜、油菜、茴香、芋頭、龍鬚菜等。

碘（I）：是人體內的一種必需微量元素，是甲狀腺激素的重要組成成分。正常人體內含碘15～20毫克，每天需碘量約12微克，其中70%～80%濃集在甲狀腺內。人體內的碘以化合物的形式存在，其主要生理作用通過形成甲狀腺激素而發生。因此，甲狀腺素所具有的生理作用和重要功能，均與碘有直接關係。

人體含碘量與環境（土壤、水）及食物含碘有關，直接受每日碘攝入量的影響。攝入量過少會使體內含碘量減少。食物和水中的碘大多是無機碘化合物，極易被胃腸道吸收。人體一般每日攝入0.1～0.2毫克就可滿足需要。正常情況下，通過食物、飲水及呼吸空氣即可攝入所需的微量碘。但一些地區由於水質、地質中缺碘，食物含碘也少，造成人體攝碘量不足。人體缺碘可導致一系列生化紊亂及生理功能異常，如引起地方性甲狀腺腫，導致嬰幼兒生長發育停滯、智力低下等。

碘缺乏病是世界上分佈最廣、發病人數最多的地方病。長期以來，人們對甲狀腺腫等碘缺乏病的發生與預防進行了大量研究，世界

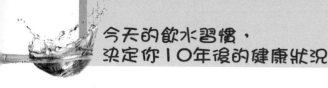

衛生組織對此給予了相當的重視，各國政府也採取了一些措施，如提供含碘（碘的化合物）食鹽和其他食品（如高碘蛋），井水加碘，食用含碘豐富的海產品等，其中以含碘食鹽最為方便有效。

值得注意的是，人體攝入過多的碘也是有害的，是否需要在正常膳食之外特意「補碘」，要經過正規體檢，聽取醫生的建議，切不可盲目「補碘」。

鋅（Zn）：成人每天需12～16毫克鋅，兒童需4～6毫克。鋅是上百種酶的組成成分和啟動劑，參與蛋白質和核酸合成，從而影響細胞的分裂生長和再生，缺鋅可導致生長發育緩慢，以致身材矮小，兒童智力發育不良，而體內含鋅高的兒童，智力好，學習成績優良。鋅能提高學齡兒童身體的免疫功能，維持和促進視力的發育，我國是一個以穀類食物為主的國家，膳食結構存在鋅含量不足，也存在鋅利用率差的情況。含鋅多的食物：牡蠣、豬肝、魚類、高鋅雞蛋、板栗、核桃、紅棗、黃鱔、海參等。

磷（P）：成年人體內磷含量達700克左右，約80％存在於骨骼中。人類的食物中有很豐富的磷，故人類營養性的磷缺乏是少見的。磷攝入或吸收的不足可以出現低磷血症，引起紅血球、白血球、血小板的異常，軟骨病；因疾病或過多地攝入磷，將導致高磷血症，使血液中血鈣降低，導致骨質疏鬆。

人體每天需要磷的量，一般國家都無明確規定。1歲以下的嬰兒只要能按正常要求餵養，鈣能滿足需要，磷必然也能滿足需要。1歲以上的幼兒以至成人，由於攝入食物種類廣泛，磷的來源不成問題，所以無必要規定磷的供給量。一般說來，如果膳食中鈣和蛋白質含量充足，則所得到的磷也能滿足需要。

美國對磷的供給量有一定的規定，其原則是出生至1歲的嬰兒，按鈣/磷比值為1.5：1的量供給磷；1歲以上，則按1：1的量供給磷。

幾乎所有的食物都含磷，特別是穀類和含蛋白質豐富的食物。在人類所食用的食物中，無論動物性食物或植物性食物都含有豐富的磷。除植酸形式的磷不能被機體充分吸收和利用外，其他大都能為機體利用。穀類種子中主要是植酸形式的磷，利用率很低，但當用酵母發麵時，或預先將穀粒浸泡於熱水中，則可大大降低植酸磷的含量，從而提高其吸收率。若長期食用大量穀類食品，可形成對植酸的適應力，植酸磷的吸收率也可有不同程度的提高。

磷的吸收也需要維生素D。維生素D缺乏，常使血清無機磷酸鹽下降，所以佝僂病患者血鈣濃度往往正常，而血清無機磷含量較低。但過量攝入則會引起中毒。

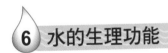

6 水的生理功能

沒有水就沒有生命

人體成分中，水的含量最高，成年人體內水分約占體重的60%～70%。年齡越小，體內所含水分的百分比越高。人在饑餓或無法進食的情況下，只要供應足夠的水分，還能勉強維持生命，但若體內水分損失超過20%，生命將不能維持。正常成人每天水分的攝入和排出基本為動態平衡狀態，總量為2500毫升左右。

水是細胞生存的基礎，人體各種生理生化活動都是在水的參與下完成和實現的，水在人體中扮演著溶媒、活化細胞的角色。人體內

的水分稱為體液，體液在人體內分為細胞內液和細胞外液，除骨細胞外，大多數細胞內液都占細胞總量的80%以上，同時每個細胞又被細胞外液所包圍，所以細胞生存每時每刻都離不開水。

　　細胞是人體新陳代謝的基本單位，新陳代謝是細胞個體生存、繁衍的前提，水在細胞代謝中具有運輸功能。胃腸道吸收並經肝臟再加工的各種營養，呼吸道吸入的氧氣，在細胞外液攜帶下，由細胞膜的水通道進入細胞，參與細胞代謝，促進細胞生長發育，使細胞更具活力。細胞內液通過細胞膜水通道離開細胞時帶走各種廢物，最終以尿、汗等為排泄物的方式排出體外，避免細胞因中毒而喪失功能。

　　由於水的潤滑作用，關節才能靈活自如地活動，內臟相互擠壓也相安無事。由於水的比熱很大（是鐵的10倍），水溫才不易波動，人的體溫才能保持平穩。水對食物和鹽類有很強的溶解性，才能使體液維持正常濃度，運送養分，排泄廢物。由於水充盈了細胞，才使生命體生機盎然。

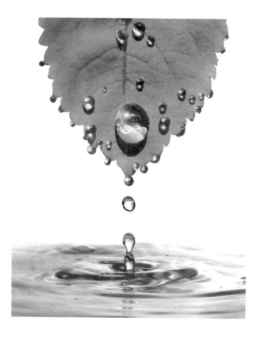

　　水本身就是生物大分子的一個組成部分，沒有水，體現生命現象的功能就不能實現。水不僅是媒體和載體，還是有活性的蛋白質和遺傳基因的重要組成部分，參與生物大分子（蛋白質、

核酸、酶、碳水化合物等）的結構，構成生命物質，共同完成生命的能量、物質和資訊等生命活動。

水的生理功能主要有：

1.代謝作用：水不僅是體內營養和代謝產物的溶劑，同時也將各種物質通過循環帶到各自的目的地。因此，水參與體內一切物質的新陳代謝。

2.運輸作用：人體血液中80％以上是水。血液在心臟與血管系統構成的閉環式結構中奔流不息，能量交換和物質轉運得以進行，有賴於水的運輸作用。

3.溶解作用：人體內的所有無機鹽和各種有機化合物，各種酶和激素都需要水來溶解而發揮作用。

4.調節作用：人體體表出汗可以帶走大量熱量，水又能吸收人體物質代謝產生的多餘熱量，調節體溫，從而使體溫維持在正常範圍。

5.消化作用：水構成人體內的消化液，如唾液、胃液、膽汁、胰液、腸液等，而食物的消化主要依靠消化器官分泌的消化液來完成。

6.潤滑作用：水具有潤滑作用，如淚液可防止眼球乾燥；唾液及消化液滋潤消化道，有利於吞嚥和咽部濕潤；關節液能滑潤關節，使關節靈活運動。

7.親和作用：當人體脫水時，水最先進入脫水細胞，顯示出水的親和力。

美國醫學博士西蒙巴爾說：「水可以作為強體劑、鎮靜劑、瀉劑、發汗劑、興奮劑和新陳代謝的促進劑。」他強調：「雖然水有藥效，但它和藥劑不同，完全沒有副作用，這一點是水特有的長處。」

如果沒有水，人體將會出現嚴重的問題：

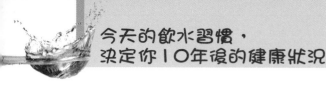
●吃的營養物質不能吸收。

●氧氣不能帶到人體的各個部位。

●養料、各種必需的激素、微量元素、維生素等均不能到達其應該作用的部位。

●各種新陳代謝無法進行。

 7 水的保健治療功能

1.**水的潤滑作用使臟器功能協調**：水能使關節、臟器及組織細胞減少相互摩擦，使相互之間保持和睦相處，運動協調的狀態。

2.**按時定量飲水能夠減肥**：專家指出，當感覺饑餓的時候先喝一杯水，等於給空腹注入一定的水分，能夠適當地稀釋一下增高食欲的胃酸，可有效抑制和避免快速進餐及多食，從而達到減肥的效果。另外，水也可協助體內脂肪的「燃燒」，提高機體的基礎代謝。

3.**足量飲水可治療口臭**：水具有運輸作用，體內的代謝廢物主要是通過水排出體外。若細胞內的水分減少，會影響機體內的新陳代謝，從而使代謝廢物排出困難。假如體內水分供給不足，泌尿系統的排尿活動受到抑制，代謝廢物只能從內臟排出，其中大量通過呼吸道，將代謝終產物從口中呼出，形成口臭。

由於體內的水分隨著年齡的增長而逐漸減少，所以，特別是中老年人不僅要勤刷牙或清洗假牙，還要養成多飲水的良好習慣。每天飲水應不少於2500毫升。即使口不渴也要適當飲水，這樣可從根本上改善口臭現象。所以補足水分是預防和治療口臭的重要措施。

4.**定時飲水可預防心腦血管病**：水中含有礦物質鎂，而鎂對心臟

病的發生可有抑制作用，若體內長期缺乏鎂離子，容易引起心臟病及中風。人在熟睡時，出汗、呼吸等使身體內的水分丟失繼續存在，造成血液中的水分減少，血液的黏稠度增高，這樣就容易在凌晨發生心絞痛和心肌梗死。

有些人覺得睡前飲水會引起夜尿，很麻煩，於是控制睡前飲水，這是不健康的習慣。若在睡前喝適量水，可緩解機體的脫水狀態，維持血液黏稠度的穩定，預防熟睡中猝死。因此，醫生們經常提醒大家，睡前務必要飲水，特別是患有心血管疾病的人更要堅持。

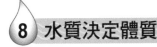

8 水質決定體質

優良水質使人美

優良的水質是人體在新陳代謝過程中不可或缺的重要條件。泰國清邁出美女，從前中國蘇州、杭州一帶也是美女雲集，其關鍵是水質。一般男性體內的水分約占65％，而女性體內水分則占70％左右。由於女性體內的水分含量多於男性，因此女性的皮膚比男性細嫩而有光澤。可是，現代女性大多因工作上的不便，喝水量減少，致使皮膚粗糙，出現黑斑、雀斑，並失去光澤。

當一個人的喝水量不足時，人體為了保持體內水分的平衡而將尿量減少，否則將引起「脫水」，人體排尿量減少時也意味著新陳代謝功能降低，因此長期喝水量少的人，其新陳代謝功能必將降低。

水不僅是人體排除毒素、代謝廢物的最佳清潔劑和溶劑，而且水中亦含有人體非常需要的礦物質和多種元素。尤其是鈣離子，因為鈣

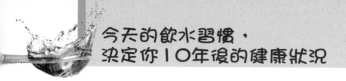

在骨骼中的含量占51%左右，這些鈣離子或其他微量元素必須在生水中才呈離子狀態，所有物質必須呈離子狀態才能透過細胞膜的離子通道，為細胞吸收和利用，水中的鈣離子含量愈高，則水質愈佳。

泰國清邁出美女的主要原因就是水質，清邁人所飲用的水源是來自中國的青藏高原，青藏高原系屬石灰岩，雨水或雪溶化的水滲入地下後，經過長期與石灰岩的接觸和機轉，而成鈣離子含量極高的天然礦泉水，清邁人從嬰兒到老人都飲用這麼好的水，所以不僅健康，而且必然比其他地區的人更美，皮膚更細嫩。

水質污染使人得病

優良的水質是人類健康的必需品，污染的水質將給人體帶來嚴重傷害。如食用被鎘污染的水、食物，會造成腎、骨骼病變，攝入硫酸鎘20毫克就會造成死亡；食用含鉛量高的食物中毒者，會引起貧血，神經錯亂；六價鉻毒性很大，可引起皮膚潰瘍，還有致癌作用；飲用含砷的水，會發生急性或慢性中毒，砷使許多酶受到抑制或失去活性，造成機體代謝障礙，皮膚角質化，引發皮膚癌；有機磷農藥會造成神經中毒，有機氯農藥會在脂肪中蓄積，對人和動物的內分泌、免疫功能、生殖功能均造成危害；氰化物也是劇毒物質，進入血液後，與細胞的色素氧化酶結合，造成呼吸衰竭窒息死亡。世界上80%的疾病與水有關，傷寒、霍亂、胃腸炎、痢疾、傳染性肝炎等疾病，均可由水的不潔引起傳染流行。

日本的水銀事件，臺灣嘉義、台南沿海地區的烏腳病，都是因水質不良而引起（注：烏腳病是由於水中的重金屬含量偏高，若長時間飲用這種水，會使人體內囤積大量的重金屬元素，這些重金屬元素因

帶有重量,因此較易沉積於腳掌,使腳掌變黑,當囤積量大時將逐漸延至小腿,並出現潰爛)。另外,如今許多化學工廠大量排放廢水,洗潔劑和農藥的濫用以及各種化學品對水的污染,空氣嚴重污染而導致的酸雨,均是使水質遭到嚴重破壞而使人致病的重要原因。

體質取決於水質

人的體質是根據血液的pH劃分的。健康人血液的pH在7.35～7.45之間,這部分人抵抗力強,不易生病,在醫學上被稱為鹼性體質者,但鹼性體質者在人群中僅占10%。包裹胎兒的羊水為弱鹼性的小分子團水,嬰兒剛剛出生時絕大多數為鹼性體質。人群中還有10%的人是完全不健康的人,即病人。大多數人(約80%)為酸性體質,酸性體質者較鹼性體質者抵抗力差,體質弱,身體介於健康與疾病之間,總感到身體不舒服,莫名其妙地困乏,渾身酸痛,易便秘,肥胖等。日本著名醫學博士筱原秀隆提出:人體的酸性化是萬病之源。而導致酸性體質的原因有以下幾點:

1.以酸性食物為主:「飲食」包括「飲」與「食」,應該是以飲為主,食為輔,但是中國人往往只注重「食」,又多在酸性食物上下工夫。我們的主食、副食,絕大多數為酸性食物。

酸性食物包括:米、麵、雞、鴨、魚、肉、海鮮、蛋、飲料、糖、煙、酒等,這些食物在體內分解成各種酸。鹼性食物包括:水果、蔬菜、豆製品、乳製品、海帶等。

值得一提的是,酸性食物與鹼性食物的劃分不是根據口感和味道來分,而是根據這種物質在體內最終代謝產物來劃分的。如果代謝產物含Ca^{2+}、Mg^{2+}、K^+等偏多的即為鹼性食物。含P、S偏多者即為酸性

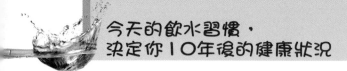
食物。因此，蘋果、山楂、陳醋等儘管嘗起來是酸的，但卻屬於鹼性食物。酸性食物與鹼性食物的比例最好為1：3，這在我們日常飲食中很難做到，但飲食長期偏酸造成了人們體質酸化。

2.運動量不足：陽光下的微汗運動能排除體內的酸素，但由於現代人生活節奏不斷加快，交通工具又便捷，使我們運動量減少，酸素積滯在體內，引起體質酸化。

3.過重的心理負擔：研究表明，人在發脾氣的時候，特別是暴怒時，他呼出的氣體是有毒的。可見人在高度緊張和高度壓力狀態下，身體會嚴重酸化。現代人由於生活、工作、感情等方面的壓力長期得不到釋放，導致體質酸化。

4.不良嗜好：如抽煙、喝酒（煙、酒是典型的酸性食品），徹夜K歌、打麻將、夜不歸宿等生活方式，都會加重體質酸化。

5.環境污染：包括空氣、噪音污染及防腐劑、添加劑的污染，都會導致體質酸化。

近年來，隨著對長壽村人長壽原因的深入研究，發現常年飲用被大自然特殊磁場磁化的小分子團水，是長壽村人普遍健康長壽的主因。科學家們研究的成果也證實「水質決定體質」。

第二章
水是最好的藥

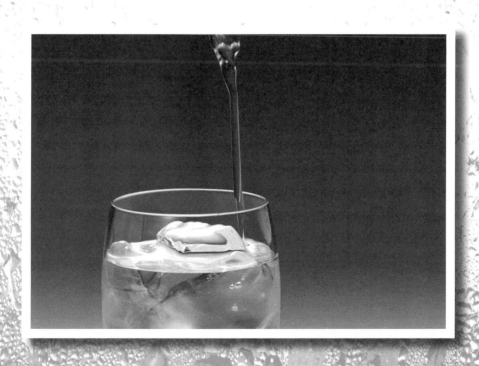

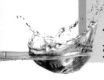

1 古人對水的認識

　　水質與健康有關。古人對水與健康的關係認識深刻，《盡數》中說：「輕水所，多禿與癭人。重水所，多尰與人。甘水所，多好與美人。辛水所，多疽與痤人。苦水所，多尪與傴人。」說的是不同地區因水質不同，所患的病也不同。輕水質的地區，易患禿瘡與癭病；重水質的地方易患腿腳疾患；水甘甜的地區使人美好；水質辛味的地方，人們易患癰疽痤瘡；水質苦的地方的人易患痹骨病。現代科學證實，不同地區的水所含微量元素的成分不同，量的多少差異很大，這些微量元素如鈣、鋅、碘等，都與人的健康甚至生命息息相關，如缺碘的地區「大脖子」病多，缺鋅的地方大骨節病多等。

　　乾隆皇帝博學，他認為水質最佳者，其分量最輕。出行時他都帶著一個特製的銀製小方斗，稱各地泉水的重量，經比較，他發現北京玉泉山的泉水最清、最甜、水質最輕，特撰寫了《玉泉山天下第一泉》一文，並刻石立碑。從此，玉泉山礦泉水成為清朝皇家御用水。慈禧太后終生飲用玉泉山礦泉水。

　　明代養生家賈銘認為：飲水以井水為好，尤以遠從地脈來的井水為好。他對淨水劑頗有研究，除發現植物淨水劑外，還發現礦物淨水劑。可見古人對水質與健康的關係已有深刻的認識了。

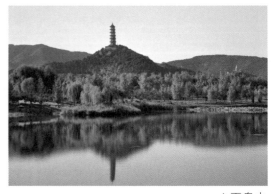

▲玉泉山

2 古人對水的藥用

醫聖張仲景對水的藥用

水作為藥用已有幾千年歷史，《神農本草經》早有記載。東漢醫聖張仲景在《傷寒雜病論》中對不同的病，不同的藥方，應用不同的水煎煮，不同的水調製，取各種水的不同功效以增強藥效等，對水的應用可說至精至深。如：

1.**甘瀾水**：稱老水，前人有甘瀾水「去其水性，以不助腎邪」之說。甘瀾水的製作：取水三斗，置大盆內，以杓揚之，水上有珠子五六千顆相逐，取用之。

2.**麻沸湯**：即滾沸的水。大黃黃連瀉心湯以漬之，取其輕清之氣。

3.**白飲**：即大米湯。四逆散以白飲和服，取其健脾和胃之功效。

4.**清漿水**：即淘米泔水久儲味酸者，用其煎藥，取其性涼善走，調中開胃助消化之功效。

5.**泉水**：具有下熱氣，利小便之功效。張仲景用泉水煎百合地黃湯以增強百合清熱之力。

6.**漿水**：《本草綱目》又名酸漿。能清熱利小便，開胃止渴化滯。張仲景以漿水沖服赤豆當歸散，增強其清熱解毒作用。製作方法：炊粟米熱，投冷中，浸五六日，生白花，色類漿。若浸至敗者，害人。

7.**馬通汁**：即馬糞加水過濾取其汁而成，性微溫，引血下行以止血。

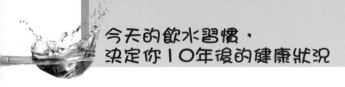
藥聖李時珍對水的藥用

明代藥聖李時珍在《本草綱目》中更具體地論述了水的藥用。《本草綱目》中水部為之首，共集藥食水43種。分天水、地水兩大類，每一種水，從其形態、性味、功效、毒副作用等方面詳細闡述。尤其對30種地水類的論述，接近現代人對水的研究，使後人對各種水的好處與害處瞭若指掌，對生活及臨床使用具有指導意義。

③ 現代人對水的藥用

美國F‧巴特曼醫學博士畢生致力於研究水對疾病的治療作用，他發現了一個震驚世界的醫學秘密──許多慢性疾病的病因僅為身體缺水。在所著《水是最好的藥》、《水這樣喝可以治病》中論述了人體缺水所致的疾病，詳盡分析了缺水對人體的危害及因缺水出現的各種病理變化及應對措施。

首先他談了對水的基本認識，指導人們怎樣認識缺水症，呼籲人們改變對缺水症的看法，不要認為只有「口乾」才是缺水的表徵，人體缺水還會出現很多病症。他引證了大量的臨床病例，精闢地分析了各臟器生理功能因缺水造成的病理變化。對臨床常見的風濕性關節痛、消化性不良引起的疼痛、高血壓、高膽固醇、超重、糖尿病、哮喘和過敏症等，一一認為缺水是其主要發病原因，只要補足水分，以上諸症都會迎刃而解，因此他提出最簡單的醫療辦法是充分攝入水分，因為「水是最好的藥」。

《水療大全》中說：水是世界上最有效、最有治療力量的奇藥，它對身心的治療都有奇效。

第三章
最佳生活飲用水

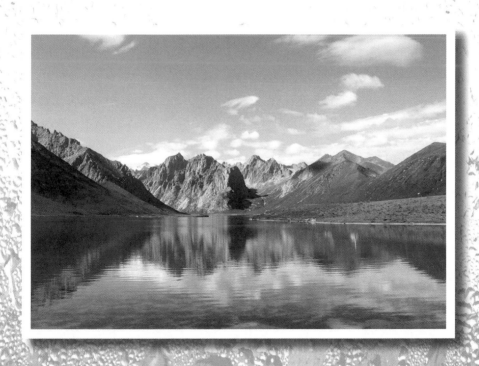

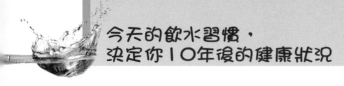

1 飲水品質是生活品質的重要組成部分

　　水作為萬物生存的基礎，是人類生存、生活的必要條件。曹雪芹在《紅樓夢》中借賈寶玉的話：「女兒是水做的，男人是泥做的。」其實，男人和女人都是水做的，因人體中水含量占體重的60%～70%，嬰兒更高，可達80%以上。正常成人每日平均需水量為2～3升，一生飲水可達170～200噸。除了參與機體構成，水還在新陳代謝中發揮著重要作用。因此，人們把水列為七大營養素之一。世界衛生組織調查發現：人類疾病80%與水有關，飲水品質是我們生活品質的重要組成部分。

飲用水基本原則

　　飲用水最基本的原則就是乾淨，也就是說水中必須沒有對身體有害的毒素、漂浮物。日常生活中，人們可能接觸到的水分為鹹水、淡水兩大類。鹹水一般不宜食用；淡水又叫天然水，主要指雨水、井水、塘水、河水、溪水、湖水等，這幾類水均可供人們飲用，但一般不能直接飲用，而需經過消毒、澄清、煮沸等處理後方可飲用。

　　水質的軟硬是最值得關注的重要指標，也是水質最基本的區分條件。

　　什麼是硬水、軟水？水中含有多種雜質，其中礦物質以Ca^{2+}、Mg^{2+}的碳酸鹽為主，我們把水中含有的鈣、鎂離子總濃度用「硬度」衡量。每升水中含有相當於10毫克的氧化鈣為1度，硬度低於8度為軟水，高於8度為硬水。具體的將水分為六級：4度以下為軟水，4～8度為中度軟水；8～12度為輕度硬水，12～18度為中度硬水，18～30度

為硬水，30度以上為高度硬水。作為飲用水，其硬度太高和太低都不好，因為水的硬度和疾病有密切關係。

最適宜的飲用水的硬度為8～18度，屬於輕度或中度硬水。在水的硬度偏高的地區（22.9度以上者），腎結石的發病率較高，而心血管疾病發病率較低。如果水有一定硬度，通過飲水就可以補充一定量的鈣、鎂離子。長期飲軟水的人，需要通過其他途徑補充。因此，水的硬度與人體健康有關。

水的口感與軟硬度也有關係，多數礦泉水硬度較高，所以使人感到清爽可口，而軟水則口感不佳。但用硬水泡茶、沖咖啡，口感將受到影響，所以喝茶時尤其是喝綠茶時，最好用軟一點的水沖泡。硬水洗澡後身體感覺爽滑乾淨，而軟水洗澡總有沖洗不乾淨的感覺。

「飲用水中消毒劑常規指標及要求」見表1、「水質常規指標及限值」見表2。

表1：飲用水中消毒劑常規指標及要求

消毒劑名稱	與水接觸時間	出廠水中限值	出廠水中餘量	管網末梢水中餘量
氯氣及游離氯製劑 （游離氯，mg/L）	至少30分鐘	4	≧0.3	≧0.05
一氯胺 （總氯，mg/L）	至少120分鐘	3	≧0.5	≧0.05
臭氧 （O_3，mg/L）	至少120分鐘	0.3		0.02如加氯，總氯≧0.05
二氧化氯 （ClO_2，mg/L）	至少30分鐘	0.8	≧0.1	≧0.02

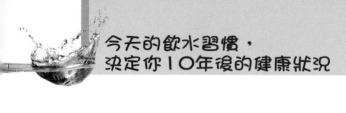

表2：水質常規指標及限值

指　標	限　值
1.微生物指標（註1）	
總大腸菌群（MPN/100mL或CFU/100mL）	不得檢出
耐熱大腸菌群（MPN/100mL或CFU/100mL）	不得檢出
大腸埃希氏菌（MPN/100mL或CFU/100mL）	不得檢出
菌落總數（CFU/mL）	100
2.毒理指標	
砷（mg/L）	0.01
鎘（mg/L）	0.005
鉻（六價，mg/L）	0.05
鉛（mg/L）	0.01
汞（mg/L）	0.001
硒（mg/L）	0.01
氰化物（mg/L）	0.05
氟化物（mg/L）	1.0
硝酸鹽（以N計，mg/L）	10（地下水源限制時為20）
三氯甲烷（mg/L）	0.06
四氯化碳（mg/L）	0.002
溴酸鹽（使用臭氧時，mg/L）	0.01
甲醛（使用臭氧時，mg/L）	0.9
亞氯酸鹽（使用二氧化氯消毒時，mg/L）	0.7
氯酸鹽（使用複合二氧化氯消毒時，mg/L）	0.7
3.感官性狀和一般化學指標	
（鉑鈷色度單位）	15
渾濁度（NTU-散射濁度單位）	1（水源與淨水技術條件限制時為3）
臭和味	無異臭、異味

指　標	限　值
肉眼可見物	無
pH（pH單位）	不小於6.5且不大於8.5
鋁（mg/L）	0.2
鐵（mg/L）	0.3
錳（mg/L）	0.1
銅（mg/L）	1.0
鋅（mg/L）	1.0
氯化物（mg/L）	250
硫酸鹽（mg/L）	250
溶解性總固體（mg/L）	1000
總硬度（以$CaCO_3$計，mg/L）	450
耗氧量（CODMn法，以O_2計，mg/L）	3（水源限制，原水耗氧量＞6mg/L時為5）
揮發酚類（以苯酚計，mg/L）	0.002
陰離子合成洗滌劑（mg/L）	0.3
4.放射性指標（註2）	指導值
總α放射性（Bq/L）	0.5
總β放射性（Bq/L）	1

註1：MPN表示最可能數；CFU表示菌落形成單位。當水樣檢出總大腸菌群時，應進一步檢驗大腸埃希氏菌或耐熱大腸菌群；水樣未檢出總大腸菌群，不必檢驗大腸埃希氏菌或耐熱大腸菌群。

註2：放射性指標超過指導值，應進行核素分析和評價，判定能否飲用。

2 最佳生活飲用水

小分子團水

水有很多奇特的現象。物質熱脹冷縮，唯獨水特殊，水冷到冰點以下時反而體積膨脹。北方水缸因結冰膨脹破裂的事司空見慣。水的分子量是18，從元素週期表上的位置看，在常溫下水應該是氣體，但水卻是液體。這是什麼道理呢？科學家研究多年發現，這是由於水不是以單個分子水（H_2O）存在，而是以許多水分子締合成團存在的緣故。水分子的存在方式極為特殊，水分子有極性，由氫鏈把一個水分子的氫與另一個水分子的氧連接起來，形成像一串葡萄一樣的締合分子水，這就是小分子團水。

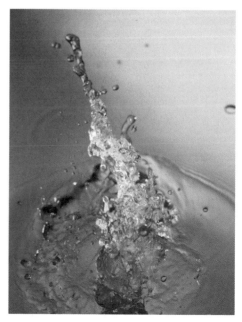

小分子團水只有7～9個水分子締合，大分子團水則由16～18個水分子締合而成。大分子團水功能退化了，怎樣才能使水的分子團變小呢？目前常用的方法有：遠紅外線輻射、超聲波處理、電解作用、磁場處理等。

德國科學家發現，生物細胞存在著只有2奈米的離子通道，這個蛋白通道只允許2奈米以下的小分子團水和離子通

過，進入細胞膜，然後進入細胞核和DNA，參與生命活動；大分子團水則無法進入細胞內。水的分子團越小，水的能量就越大，水的滲透力、溶解力、代謝力就越強。分子團小，更容易進出細胞膜，運送養料，帶出垃圾，成為最佳的運輸載體。因此，小分子團水是最適合人體細胞的水，是真正的健康之水、生命之水。

人體的微循環中，雖然毛細血管壁很薄，但大分子團的物質很難通過，只有小分子團的物質可以通過，氧和細胞必需的營養物質進入組織細胞，同時又把組織細胞的代謝產物帶走，更快、更徹底地排出體外。這種旺盛的新陳代謝，大大地增強了細胞活性，提高了人體活力。

小分子團水的滲透力和溶解力強，改善了膽固醇、甘油三酯、載脂蛋白和游離脂肪酸的代謝，使血黏度下降，血管通暢，血流阻力減小。小分子團水改善微循環，微循環阻力減小，減輕心臟和大小動脈的負荷，保證人體各臟器的供血，減少心血管病的發生。

小分子團水容易進入細胞，使細胞內的鈣離子濃度增加，啟動細胞內許多酶的活性，內分泌系統得到雙向調節，增強人體免疫力及抗病能力，提高消化功能、機體適應能力和自癒力。小分子團水對人體健康的作用包括：

1.使人體液呈弱鹼性，將身體調節到最佳狀態。

2.使活性氧（氧自由基）無毒化，保證健康的內環境，抵禦有害因數侵擾。

3.使細胞活化，保證新陳代謝的正常進行，降低血脂。

4.淨化血液，清除毒素。

5.消除疲勞，保持旺盛的精力。

6.調節自主神經系統的平衡，保證內臟器官正常運轉。

7.增強抗病能力，減少疾病的發生。

8.鎮痛、鎮靜作用。

9.改善過敏體質，防止免疫變態性疾病發生。

10.延緩衰老，促進健康長壽。

11.抗氧化、抗疲勞、降血脂。

pH呈弱鹼性的水

決定水的酸鹼度的重要條件是氫離子（H^+）濃度，氫離子越多，pH越低，水呈酸性；H^+越少，pH越高，水呈鹼性。體液恆定的酸鹼平衡是保持細胞正常代謝的重要條件。健康人正常的血液應當為弱鹼性，恆定在pH7.35～7.45。現代社會人群體液普遍存在pH呈弱酸性的趨勢，究其原因有如下幾個方面：

1.環境污染：特別是酸性降水（酸雨），酸雨常常在pH5左右，若長期飲用酸性水，體液必然會呈酸性。

2.不良飲食習慣：長期食用高脂肪、高蛋白、高膽固醇的食物，特別是動物食品，這些食品大多屬於酸性，致使體液pH降低。

3.長期疲勞：工作、生活、情緒長期處於緊張狀態，必然導致人體體液酸化。

4.某些慢性病：如糖尿病、痛風等患者多是酸性體液。

鹼性離子水可維持血液和體液的弱鹼性水準，降低膽固醇，減少動脈硬化，溶解在體內的尿酸結晶，能防治關節炎和痛風發生。另外，弱鹼性體液可消除疲勞，降低血黏度，排除體內毒素，改善情緒等。

無污染無退化的水

　　水營養專家用南極水、冰泉水做植物實驗，發現其奇妙的功能。在豌豆的發芽率實驗中，它比礦泉水、純淨水、自來水都好，前者可提高發芽率150%；在黃瓜生長實驗中，發現可使黃瓜莖直，結果多；還可使大蒜生長速度提高2～3倍。在動物實驗中，發現喝好水的小鼠代謝能力旺盛，免疫力增強，紅血球、血紅蛋白、白血球的含量明顯比純淨水高。實驗人員還給動物飼餵高油脂的飼料，人為造成高脂血症模型，然後飲用不同的水，結果喝好水的小鼠血脂下降快，並隨著時間的推移比其他水效果更明顯，其他水則無效。這與對人群的觀察相吻合。通過水代謝實驗證實，好水有利於營養物質在體內的沉積，不好的水、退化的水，易造成體內的營養物質流失。

　　研究表明，水在人體內絕不僅僅起媒體、載體作用，而是參與生物體每個大分子（蛋白質、核糖核酸、酶、碳水化合物等）的結構作用，共同完成生命的能量、物質、資訊代謝過程。水的好壞直接影響這些代謝過程。

③ 健康長壽與水有關

　　科研人員通過對世界五大長壽村的長期調查，最終發現長壽村所在地地磁強度遠遠高於外地，長壽村居民常年飲用經天然磁場磁力線切割而形成的小分子團水（天然磁化水）是長壽村居民和周邊地區居民的重要區別，也是長壽村居民健康長壽的重要原因。另外，長壽村還具備陽光好、空氣好、磁場對人體作用好，長壽村居民食物好、長壽村居民人人勤勞等諸多因素。

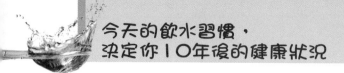
好水養人，有好水的地區人易長壽。有好水的地方，代謝性疾病少，很少發生甘油三酯、膽固醇、低密度脂蛋白增高的現象。

地球上最好的水是南極和青藏高原的冰川水，經過當地地層滲透過的冰泉水又是水中極品，國際公認的五大長壽村飲用的水也是潔淨且分子團小的水。

長壽村水的特點

世界衛生組織的專家經過多方面考察，發現長壽村居民健康長壽的原因與當地的水有關，總結出長壽村水質的特點，並探索了其生理活性，歸納如下。

1.弱鹼性：正常人的體液、血液在pH7.35～7.45，呈弱鹼性。血液的pH與血液的含氧量關係甚大，pH7.45的血液比pH7.3的血液含氧量多64.9%。由於飲食習慣等原因，人們攝入過多的酸性物質，使人體處於偏酸狀態（偏酸體質的人易疲倦、老化、焦躁不安）。酸性體液的血液容易凝結，使膽固醇結塊沉積在動脈壁上，易形成動脈硬化或血栓。在這種狀態下，細胞各種功能減弱，新陳代謝緩慢，有害代謝廢物不易排除，造成肝腎負擔加重，導致慢性疾病發生。小分子團水呈弱鹼性，能夠中和體內有害酸性代謝產物，排泄有害物質，使體液處於弱鹼性。

2.負電位：酸性食品的pH較低，多為正電位；鹼性食物pH較高，為負電位。小分子團水具有比新鮮蔬菜水果高的負電位（-86～105mv），因此對機體的正常代謝十分有利，可清除體內過多的自由基，提高人體免疫力。

3.小分子團水：小分子團水的水分子團由7～9個水分子（平均8

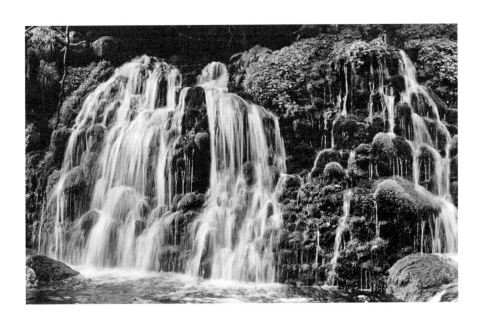

個水分子）組成，直徑較小，約是普通水的一半左右，滲透快，通過細胞膜快，能很快循環到身體的各個部位，有利於營養物質運輸和有害代謝產物的排除。

4.**含鈣離子**：鹼性小分子團水中的鈣離子，因被電解分離，始終在找酸根結合，容易被吸收，能把體內的有害酸性物中和，溶解力強，能一併帶走新舊廢物，加強排泄。

5.**攜氧強**：小分子團水含氧量是新鮮自來水的2倍，利於營養物質在細胞內完全氧化代謝，減少酸性廢物產生。

第四章
飲用水的種類及特點

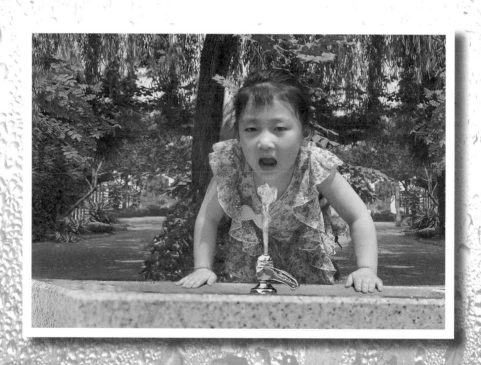

1 飲用水的主力軍──自來水

自來水是指通過自來水處理廠淨化、消毒後生產出來的符合國家飲用標準的供人們生活、生產使用的水，它主要通過水廠的取水泵站汲取江河湖泊及地下水，經過沉澱、消毒、過濾等工藝流程，最後通過配水站輸送到各用戶。現在國家規定自來水管道要用PP管，而不是以前常用的鐵管，因為鐵管使用時間久了就會生鏽，會造成嚴重的二次污染。最終分流到用戶龍頭，整個過程要經過多次水質化驗，有的地方還要經過二次加壓、二次消毒才能進入用戶家庭。所以自來水符合國家飲用水標準，是國人飲用水的主力軍。

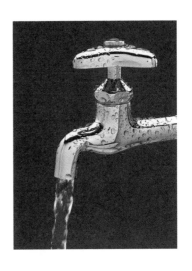

當前，人們力求以飲水增進健康，各種各樣的水機打入市場走進千家萬戶，但都是以自來水為水源。直飲水是指以自來水為水源，經過先進的膜分離技術深度處理後，以管道方式輸送到每家每戶可以直接飲用的水，其優點包括：

1.富含微量元素、礦物質和溶解氧，水質優良，完全達到世界衛生組織的飲水標準，適合長期飲用。

2.管網循環，多次消毒，水質純淨、衛生，去除了對人體有害的物質，保留了對人體有益的微量元素，杜絕了管網二次污染，也免去了桶裝水的環保問題。

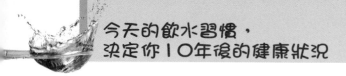
3.直飲水的價格是桶裝水的1/3，比較經濟實惠。不過，現在直飲水還只是少數人才能享受到的便利，因為大部分地區都沒有直飲水處理系統。

 2 飲用自來水應注意的問題

1.**警惕餘氯之害**：目前國際上公認的比較理想的殺菌物質是臭氧，臭氧殺菌效果是氯氣的近千倍，但它的殺菌持久力難以把握，而且成本高昂，因此儘管世界衛生組織早在20世紀70年代就不主張用氯氣作為自來水的消毒劑，但目前除了歐美等一些發達地區外，絕大多數國家仍然用氯氣殺菌。氯雖能滅菌，但也能致癌。

2.**注意儲水箱和管道的污染**：從水廠出來的自來水要經過密如蛛網的地下管道，再爬上高層樓房的水塔，然後流到千家萬戶，這漫長曲折的過程，易使水遭受二次污染。地下自來水管道若為鑄鐵管，年久失修，地下髒水、污水滲入現象時有發生。特別是高層建築的儲水槽，往往是被人遺忘的角落，清洗不及時，尤其是夏季高溫，這裡就會成為細菌滋生的溫床。

3.**早晨的「死水」不宜喝**：停用一夜的水龍頭及附近水管中的自來水是靜止的，這些水與金屬管壁及水龍頭金屬腔室會產生水化反應，形成金屬污染水，且自來水中的殘留微生物也會繁殖起來。這種水含有對人體有害的物質，不宜飲用，也不宜用來刷牙漱口。

專家提醒，早晨扭開自來水水龍頭後，應當將這種有害的「死水」放掉，大約放水幾升後（約滿一臉盆），方可飲用，而這些水可以用來澆花、沖馬桶等。

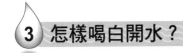

3 怎樣喝白開水？

白開水是最易被忽視的最普通、最廉價也是最重要的平凡飲品，它具有其他高級飲料所無法代替的特異生理活性，容易透過細胞膜促進機體內的新陳代謝，增加血紅蛋白的含量，提高脫氫酶的活性，消除肌肉中的乳酸積累，改善人體的免疫功能。大家都知道日常生活中多喝開水有益健康，但水怎麼燒？開水怎麼喝？可能很多人都沒有細究過。

1.燒開水需沸騰三分鐘：水燒開可把細菌殺死，除去對人體有害的物質。但是自來水在經過氯化處理後，氯與水中殘留的有機物相互作用，形成鹵代烴、氯仿等有毒的化合物。研究表明：當水溫達到90℃時，鹵代烴含量上升到191微克/升，氯仿上升到177微克/升，均超過國家標準2倍；水溫在達到100℃時，鹵代烴和氯仿的含量分別為每升含110微克和99微克；如繼續沸騰3分鐘，這兩種物質則分別迅速降為每升含9.2微克和8.3微克，達到飲用標準。因此，燒開水以沸騰3分鐘左右為最佳。

當然，開水也不是燒得越久越好，因為燒得越久，水中無揮發性的有害物質和亞硝酸鹽會因水的蒸發而濃縮，含量相對增高，喝了這樣的水同樣對身體有害。

2.過夜的開水不宜喝：許多家庭都備有盛涼開水的容器，以便於隨時喝。但是，這種方便可能帶來健康隱患。因為久置的開水中含氮的有機物會不斷被分解成亞硝酸鹽，同時，微生物的介入會加速含氮有機物的分解。亞硝酸鹽對身體的危害眾所周知，它具有很強的與體內血紅蛋白結合的能力，會妨礙血液正常的運氧功能。所以開水不要

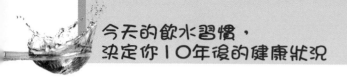
放過夜，最好當天喝完。

此外，現在很多家庭習慣飲用桶裝水，看似密封良好的桶裝水也應在三四天內喝完。因為桶裝水打開時間久了，細菌會順著進水口侵入，而且飲水機在出水時會形成負壓，不可避免地吸入部分空氣，而空氣中的細菌及微生物也會「乘虛而入」。如果不在短期內喝完，細菌就會超標，純淨水便不再純淨。

3.**反復沸騰的水不宜飲用**：重新煮沸的開水會使水中亞硝酸鹽含量超標，有試驗表明，將暖水瓶中亞硝酸鹽含量為0.0188毫克/升的開水，倒入水壺中重新燒開後，水中的亞硝酸鹽含量上升到0.0212毫克/升。如果水在火上反復沸騰，大量的水分變成蒸汽揮發掉，而原有的礦物質仍滯留於其中，這就使單位體積水中礦物質和有毒物質的含量相對增多，超過標準，長期飲用無疑會對人體產生危害。

4.**五種開水不能飲用**：在爐灶上燒了一整夜或很長時間，飲用時已是不冷不熱的開水；自動熱水器中隔夜重煮的開水；經過反復煮沸的殘留開水；裝在保溫瓶中非當天的開水；蒸過飯菜等食物剩下的開水。

5.**燒開水要用新鮮水**：實驗表明，用鐵罐、陶瓷罐、搪瓷瓶、水桶等容器儲存深井水，在15～23℃的室溫下，水中的亞硝酸鹽會隨著時間的延長而升高。研究人員對一農戶用儲存了3天的池塘水燒成的開水檢測，其中亞硝酸鹽含量高達1.752毫克/升。因此，燒開水要用新鮮水。

6.**喝涼開水有益**：所謂涼開水就是將燒開的水倒入茶杯或水壺，蓋上蓋子，等其自然冷卻到20～30℃時就成了一杯涼開水。研究發現，開水自然冷卻後，水中的氯氣含量要比一般的自然水降低50％，

水的分子結構也會發生一些變化，水的表面張力、水的密度、導電氯
理化性質都會有所改變，其生物活性比一般的自然水要高出4～5倍，
與生物體內活細胞的水性相似，因而易於滲透細胞膜而被人體吸收，
促進新陳代謝，增加血氧濃度（即血液中氧合血紅蛋白濃度），改善
免疫功能，促進身體健康。

　　經常喝涼開水的人，體內乳酸脫氫酶的活性較高，肌肉組織中
的乳酸代謝充分，故不易感到疲勞。有學者提出，若能經常飲用涼開
水，還有預防感冒、咽喉炎和某些皮膚病的作用。而儘管自來水是飲
用水的主力軍，但自來水還是存在一些隱患，所以飲用自來水應注意
上述的幾個問題。

 4　礦泉水有利健康

礦泉水的形成

　　嚴格地說，礦泉水是一種液態的地下礦床。礦泉水的形成是複雜
的，它是由地下水流經了含有不同組分的岩層，經溶濾作用、陰陽離
子交換吸附、生物地球化學等一系列物理、化學作用，使岩石中的微
量和常量組分進入了地下水，聚集到一定程度而形成各種不同類型的
礦泉水。

　　由於泉水經過上下兩次長期的過濾，除去了水中的大部分雜質，
故比普通水要清潔衛生許多。另外，礦泉水在地下的時間漫長，深層
地下所特有的溫度、壓力、浮力等，使水中含有大量人體必需的礦物
質，如鉀、鈉、鈣、鎂、鐵、鋅等多種元素，這就是某些地區的礦泉

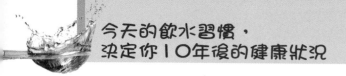
水對人體具有特殊治療及保健作用的原因。

根據身體狀況及地區飲用水的差異，選擇合適的礦泉水飲用，可有補充礦物質，特別是微量元素的作用。盛夏季節飲用礦泉水，既補充水分，又補充因出汗流失的礦物質。而不同地域開採的礦泉水，其礦物質、微量元素構成與含量差異很大。

礦泉水國際標準

礦泉水如以國際標準論，規定是非常嚴格的，說明如下：

1.高度：海拔50～2500公尺為泉水，2500公尺以上才是山泉水。

2.水源：方圓10公里以內不可有水質污染的變因存在。

3.泉水必須自然湧出，經過其他岩層過濾，經化驗確實含有豐富的天然礦物質。

4.須在產地直接包裝：最好封罐也在24小時內完成，以確保罐內無菌，無污染。

5.水質須經10年左右不斷檢驗，以確定礦物質的量，並獲得國際水質協會標識後，才能證實其穩定性。

市面上出售的瓶裝水種類繁多，消費者應多加留意分辨。例如natural spring water（天然泉水），natural mineral water（天然礦泉水），sparkling mineral water（有氣礦泉水），有的則是drinking water（食用水）或distilled water（蒸餾水）。

礦泉水的保健醫療作用

礦泉水的水質成分，一般來說，在界線指標內，所含有益元素對於偶爾飲用者產生不了實質性的生理或藥理效應，但如長期飲用礦泉

水，對人體確實有較明顯的營養保健作用。以我國天然礦泉水含量達標較多的偏矽酸、鋰、鍶為例，這些元素具有與鈣、鎂相似的生物學作用，能促進骨骼和牙齒的生長發育，有利於骨骼鈣化，防治骨質疏鬆；還能預防高血壓，保護心臟，降低心腦血管的患病率和死亡率。因此，偏矽酸含量高低，是世界各國評價礦泉水品質最常用、最重要的界限指標之一。

礦泉水中的鋰和溴能調節中樞神經系統活動，具有安定情緒和鎮靜作用。長期飲用礦泉水還能補充膳食中鈣、鎂、鋅、硒、碘等營養素的不足，對於增強機體免疫功能，延緩衰老，預防腫瘤，防治高血壓、痛風與風濕性疾病也有良好的作用。此外，絕大多數礦泉水屬微鹼性，適合於人體內環境的生理特點，有利於維持正常的滲透壓和酸鹼平衡，促進新陳代謝，加速疲勞恢復。但是，假如所喝礦泉水主含元素並不是你身體缺少的，或者長期飲用某單項元素偏高的礦泉水，將導致這種元素在體內過量累積，破壞體內微量元素的平衡，無疑會給健康造成事與願違的結果。所以，醫生一般把礦泉水視為功能性飲用水，有針對性地推薦給缺少某種元素的患者，而不會讓正常人一直飲用某一種礦泉水。

怎樣選用礦泉水？

選用礦泉水，不要選擇限量指標超過國家標準規定的產品。在選購時應注意瓶蓋是否鬆動，瓶身是否透亮，有無異物漂浮等。另外，礦泉水表面張力大，用一枚硬幣進行水面輕放試驗，硬幣可浮在礦泉水上，而普通飲用水不能使其浮在上面。

世界各地有不少利用礦泉水療養的城市，如廣州的從化溫泉、北

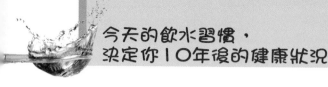
京的小湯山、西安的華清池、法
國的德希、俄羅斯高加索的礦水
城和熱城等。礦泉水對心血管與
神經系統的各種疾病、風濕性關
節炎、皮膚病和婦科病等均有不
錯的療效。

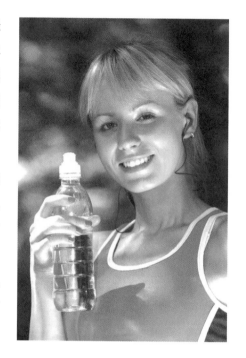

　　廣州的從化溫泉，水溫達
60℃，對慢性運動器官疾病、風
濕、潰瘍、高血壓等疾病，均有
輔助治療作用。貴州的息烽泉，
泉水中含有一定數量的放射性元
素氡，可有效治療風濕性關節
炎、胃腸疾病，皮膚疾病、神經
官能症和冠心病等。雲南著名的
黃瓜菁溫泉，水溫達94℃，能治療風濕、肌肉勞損、神經痛、高血
壓、消化道潰瘍和婦科病等。長白山下二道河西北的藥水泉，二氧化
碳含量相當於汽水和啤酒的一半，具有清熱祛暑，開胃健脾，生津止
渴的作用。

　　隨著媒體和專家對純淨水的不斷批評，市場上相繼出現了各種品
牌的加礦水（或稱礦物質水），以不同的配比人為添加鈣、鎂、鈉、
鐵等幾種元素，以滿足消費者對純淨水缺少礦物質的心理需求。試圖
改變純淨水品質的想法是無可非議的，但人為配比加礦，應加什麼元
素、加多少合適、所加元素能否與水充分溶合、是否為飲用者所缺、
可否被人們吸收等都是問題；另外，飲水者個體差異很大，每個人所

缺元素不同，採用一個標準無法滿足個體差異的需要，喝這樣的加礦水對健康是無益的。

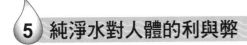

5 純淨水對人體的利與弊

　　純淨水是以符合生活飲用水衛生標準的水為原料，採用多種工藝，把水中的重金屬、三鹵甲烷、有機物、放射性物質、微生物等有害、有毒、有異味物大部分去掉，消除對人體健康的直接和潛在危害，然後以桶裝的形式上市銷售，供人們飲用的水。

純淨水的國家標準

　　國家標準所規定的瓶裝飲用純淨水，是以符合生活飲用水衛生標準的人為水源，採用蒸餾法、去離子法或離子交換法、反滲法以及其他適當的加工方法製得的，封閉於乾淨的容器中，不含任何添加劑，可直接飲用。純淨水一般去掉了水中的雜質、微量元素、無機鹽、病原菌以及真菌等，安全無毒，無污染，可供飲用。

　　目前，市場上有瓶裝水和桶裝水等多種規格，可加熱或冷凍後飲用，也可直接飲用。純淨水的優點是能有效安全地給人體補充水分，具很強的溶解度，與人體細胞親和力很強，有促進新陳代謝的作用，並有降血脂、解油膩和延緩酒精在體內吸收等作用。因此，如果飲用的是真正的純淨水，可避免不良水質對健康的影響。

純淨水對人體健康的利與弊

　　自從飲用純淨水進入市場以來，純淨水對人體的影響一直是人們

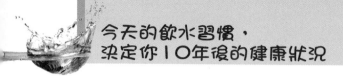

十分關注的話題，有不少醫學專家認為純淨水不宜長期飲用，因為純淨水完全除去了人體必需的常量和微量元素，故具有很強的溶解人體內各種微量元素和營養物質的能力，並促使其排出體外，從而導致人體內某些營養物質的流失而患病。

上海多家醫院在診治的少年兒童中，發現有原因不明的渾身乏力或脫髮，並發現有青年人患心血管疾病等；天津市兒童醫院收治肌肉顫抖、眼皮跳動患兒多名，症狀多為缺鉀、缺鈣所致。經調查，這些患病兒童和青年人喝的多為純淨水，顯示純淨水可能為致病因數。為此，許多醫學專家提出忠告：常喝純淨水會危害人體健康。上海醫科大學朱惠剛教授指出：「對飲水來說，並非越純越好，水中的無機元素是以溶解的離子形式存在，易被人體吸收，因此，飲水是人們攝取礦物質的重要途徑。純淨水含很少或不含礦物質，過去主要用於熱電廠鍋爐、電子工業洗滌、積體電路板等。飲用純淨水要慎重為之，尤其是對兒童、老年人和孕婦是不適合的。」

一般認為，純淨水、蒸餾水等只有在外出旅行、野外作業或在缺少其他飲用水源的地段，作為飲料補充身體水分是可以的，但若把它作為生活飲用水，取代自然水，長期飲用就不適合了，尤其是少年兒童和老年人為缺鈣的高發人群。兒童缺鈣易患佝僂病及軟骨病，生長發育將受到嚴重影響；老年人缺鈣則容易發生骨折。同時，少年兒童牙齒和骨骼生長需要氟元素，這可從（自來水）飲水中得到補充，若攝入不夠可導致齲齒發生。而純淨水和蒸餾水在清除水中有害雜質的同時，也將自然水中的鈣、鎂、鋅、鐵、硒、氟等這些人體必需元素一起去除了，故長期飲用對健康不利。

在劇烈運動後，不宜飲純淨水或蒸餾水。原因在於純淨水和蒸餾

水均不含鹽分，不僅不能補充運動後出汗所喪失的機體鹽分，反而會溶解、排出機體的電解質，導致體內電解質失衡。

6 其他飲用水存在的污染

在條件差的地方，自來水的應用還沒普及，飲用水以井水為主，也還有飲用湖泊、河川之水者，這些水多不消毒，沒有餘氯的污染，但存在其他多方面的污染。

1.**酸雨污染**：隨著各國的工業化、產業化、經濟活動的迅速發展，工廠排煙致使空氣中含有大量亞硫酸氣，汽車廢氣中含亞硝酸氣及硫酸化物等物質，接觸大氣中的水蒸汽就變成硫酸鹽及硝酸鹽，含有此物質的雨降到地面上即是酸雨。

酸雨不僅直接造成土壤變化，還會殘害森林及農作物，並使一些湖泊與河川也因酸化而致使魚類死亡，整個生態系統受到傷害。由於大氣循環作用，這種破壞正越過國境逐漸擴大受害範圍。酸雨若滲入地下，就會污染地下水。

2.**廢水污水的污染**：工廠排水、生活用水及土地中大量使用的農藥、化學肥料，除草劑、殺蟲劑有機氯等物質也會造成土壤污染，滲入地下，造成地下水污染。

3.**生態系統喪失自淨能力**：家庭生活排出的污水、工廠排出的污水中均含有機物，一旦流入湖泊或河川中，水中紫菜海藻類及植物性生物就會異常滋生，造成水中氧氣不足而使魚類死亡，並使整個生態系統喪失自淨能力，導致湖泊及河川水被污染。

保護水源不被污染，是人類飲水安全的第一步。

第五章
改變水退化，恢復健康水

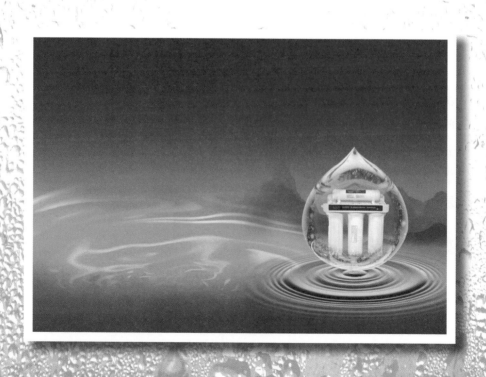

1 不可忽視的「水退化」

　　所謂「水退化」是指水的污染引起水的亞微觀、微觀結構發生變化，哪怕微小變化就會引起水物理性的變化，例如水能量降低、水分子團變大、水的同分異構體增加、水分子的振頻異常等，從而引起水的功能減退。

　　對人體而言，退化的水實際上是一種「病態」的水，不僅不適應人體的需要，而且會對人體產生不良影響。長期飲用這種「病態水」，會使人的免疫功能、適應能力和細胞活力降低，對病原微生物的抵抗力下降，代謝疾病罹患率增加。

造成水退化以人為因素為主

　　造成水退化的原因很多，主要分為自然和人為因素兩類。

　　自然規律的作用，例如地球磁場強度的變化和降低，可能造成水退化。而人為造成水的退化，使水功能降低的現象處處可見，而且已被大量實驗所證明。例如各種原因及類型的水污染造成的水功能降低；許多水利工程的技術把流水變為「靜水」、「死水」。不流動的水抗污染能力很弱，這種將流水變成死水的過程就是水退化的過程，是水功能降低的過程，也是水抗污染能力降低的過程。

水退化現象隨處可見

　　1.水退化的表現：水退化的現象在我們生活中隨處可見，如：自來水喝起來不如泉水甘甜、爽口；自來水養魚魚不歡、澆花花不鮮；有些水洗衣服加再多的洗衣粉也洗不乾淨等，這些現象可以理解為水

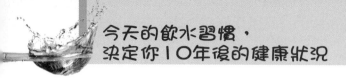

退化之故。然而，當前人們幾乎把對飲水的關注都集中在水的缺少和污染上，很少有人注意到水的退化問題。

2.水退化是看不見的「殺手」：水是吸收、儲存和傳遞自然界能量（震動）和生物資訊的媒介物質，經過有害物質污染的水，儘管通過各種物理、化學、生物等淨化處理，將水中的有害物去除，但那些有害物質的負面資訊仍將繼續殘留在水中。污染物質進入水中，在造成水污染的同時，也造成水的功能降低（即水的退化）。水污染對人體的危害是直接的，而水退化的危害是緩慢的、間接的，如果說水污染是看得見的「殺手」，水退化則是看不見的「殺手」。

3.純淨水只解決了水污染，而沒有解決水退化：退化了的水其溶解力、滲透力、擴散力、代謝力、乳化力、洗淨力等都會降低。多年研究水退化現象和機制的專家發現，不管用何種先進的淨化工藝和設備，僅能把水中的污染物質清除掉，但這些物質引起的水退化功能降低並沒有得到解決。實驗證明：純淨水雖很乾淨，解決了水污染，但已是「死水」，不能解決水的病態，不能將其復原為「健康水」。而且純淨水的抗菌力很弱，大腸桿菌的繁殖速度比在好水、活水中快得多。

4.失去礦物質的水，性能也發生了變化：有人認為，水就是水，不必承擔提供其他營養的功能。純淨水中缺少的人體所需的礦物質完全可以通過食物來補充，但問題並不那麼簡單，因為失去了礦物質的水，其性能也隨之發生了變化。用現代量子化學的觀點看，水中必須保持一定量的礦物質，因為它不單單是營養素，對於維持水的構型也有著重要作用。礦物質好比水分子團中的支架，抽去了支架即改變了水的結構，失去支撐的水分子會串聯成線團凝聚態，使分子團變大。

核磁共振測定顯示，蒸餾水及純淨水的分子團半幅寬比優質礦泉

水的分子團大得多，而這種水無法直接透過細胞膜進入細胞，更不能將人體所需要的營養運送到細胞內。因此，長期喝純淨水會影響營養物質的吸收利用及體內沉積，加速養分流失。這一結論早已被國內外科學實驗所證實。

解決水退化勢在必行

解決水退化屬技術範疇。若採用恰當的物理技術把大的水分子團「打碎」成小分子團水，水分子就可被啟動，就可恢復和接近到水的原有功能。現在已經研究出許多方法把水分子變為小分子團，例如磁化、電解等技術，但關鍵的難點是如何使水的小分子團穩定化、持久化，這仍需要從保護水源及科技改良並進。

 ② 磁與磁化水

磁場被稱為生命四要素（陽光、空氣、水、磁）之一。人們利用磁的生物效應及磁場對人體的作用，採用磁療法保健和治療各種疾病，磁在促進人類健康方面有著十分重要的作用。磁水法是飲用磁化水進行治療，而瞭解磁化水應該先瞭解一些磁的性質和功能。

磁的基本知識

地磁場（0.3～0.5Gs）在地球表面形成的龐大磁層，不但保護了地球的大氣層不被太陽風吹走，而且遮罩了大部分的高空宇宙射線對人類和其他生命的傷害性輻射。人體組織中微循環的毛細血管直徑大約為8微米左右，而紅血球直徑要比毛細血管大2倍，紅血球能順利地

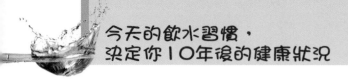
通過毛細血管，也是借助地磁場作用下形成的超導性電流進行的。地磁場是地球生命的一種保護性物質，它和空氣、陽光、水和適宜的溫度一樣重要。如果沒有地磁場，很難設想地球上的生命能夠像現在一樣延續，因此，地球磁場被稱做第四生命要素。

由於地磁場對地球上的生命，特別是人類，具有多方面的有益效應，因而地磁場可說是對生命有益的適量磁場，但是地磁場並不是恆定不變的。地球有南北兩個磁極，磁力線從北極到南極形成閉合環狀，地球的磁場在不斷發生變化。一個世紀以來，地球上多數地區的磁力普遍減弱了10%左右。

人類賴以生存的自然環境正在發生變化，地磁場對人體的正常作用受到影響。城市裡高樓林立，鋼筋水泥構成的樓體對地磁場形成了遮罩，縱橫交錯的電線、電纜、無線電波及川流不息的車流對地磁場形成了遮斷，干擾了大自然的磁場，造成人體磁力缺乏及磁紊亂，出現「磁饑餓症」和「磁紊亂症候群」。

人類生活在地球的大磁場中，磁場一旦發生變化，會對人體的健康產生很大影響。如果某個地區磁場方向和磁力大小突然出現不規則的變化，這個地區人們的發病率與死亡率會明顯增高。

研究還發現，高於地磁場的適量磁場可有保健、治病的作用，增加動物的體重、體力等。因此，人類正在探索對生命更加有益的適量磁場。

磁場的生物效應

磁場的生物學效應，就是磁場對生物體的作用。有關磁的生物學效應，對人體的影響是多方面的。

1.**磁場對神經系統的影響**：a.磁場對中樞神經的影響，磁場強度的高低對中樞神經影響各異，低則興奮性增高，較強則興奮性降低，呈現抑制反應。臨床上用磁療法治療失眠、自主神經功能失調等取得療效，與磁場可以調節大腦皮層功能有關；b.磁場對自主神經的影響，經磁場作用30分鐘，血壓下降，心率減慢，呼吸變慢，說明磁場對自主神經的功能有一定的影響。

2.**磁場對心臟功能的影響**：研究表明，磁場對心臟病有一定的治療作用。研究人員用藥物造成動物病理性心臟模型，然後對動物的心臟施加一定強度的磁場，結果動物的心電圖有不同程度的改善，表示有一定的治療作用。

3.**磁場對血液成分的影響**：中等強度的磁場對人的白血球數及分類未見不良影響，極少數人白血球暫時減少，停止磁場作用後，很快得到恢復。靜磁場、旋磁場、變化磁場對紅血球數沒有明顯影響。紅血球在磁場作用下，體積增大，攜氧能力增加，這有利於改善組織內的供血供氧，改善組織的營養狀態，促進代謝。

4.**磁場對血管的影響**：在磁場作用下，血管擴張、管徑變大、血流加快，血流狀態發生改變。如原來血流呈線粒狀，經磁場作用後變為線流，而粒線流則變為線流或線粒流，有的血球凝集情況也發生了變化。還發現磁場對微血管的影響呈雙向性，原本纖細的血管會變粗擴張，而因血流淤滯，擴張的血管會回縮變細，血流由淤滯變為流動，因此，磁場對微血管的作用，不是機械性地使血管擴張，而是調節微血管的舒縮功能。

5.**磁場對血脂的影響**：磁場能降低血脂，使膽固醇的長鏈與支鏈變成短鏈，有利於分解代謝，影響脂肪的合成。動物模型觀察表明，

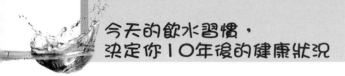

長期飲用磁處理水能明顯降低血黏度、膽固醇、甘油三酯水準。磁場改變了水的表面張力、黏度、離子狀態、溶解度及滲透壓等，使電偶極矩增加，影響細胞、組織、器官、生物大分子及生物體等不同結構層次，促進新陳代謝，降低血脂。

6.**磁場對血液流變學的影響**：血液流變學的主要內容是血液黏度，許多疾病與血液黏度有關。磁場能降低血液黏度。磁場使紅血球表面負電荷增加，紅血球相互間的靜電排斥力增強，聚集性減弱，增加了紅血球的流動性，使血液黏度降低。

7.**磁場對內分泌功能的影響**：一定量的磁場強度，可使 β -內腓肽免疫活性物質與精氨酸加壓素免疫活性物質的含量升高，這兩種物質都可使基礎痛閾升高，產生鎮痛作用。磁場能啟動腎上腺功能，使血漿中皮質醇的含量增加。

8.**磁場對酶活性的影響**：磁場可提高超氧化物歧化酶的活性，對膽鹼酯酶的活性有明顯影響，使膽鹼酯酶的活性提高。

9.**磁場對腫瘤的作用**：磁場對癌細胞的生長有抑制作用。磁場對癌細胞和瘤細胞的生長繁殖均有一定的抑制作用，並與磁場強度及磁場處理時間有關。

磁化水是水不是磁

用外加磁場的方法，使沒有磁性的物質產生磁性的現象稱為磁化。水是抗磁性物質，磁導率很小，因此，水在外加磁場作用下，磁性的改變很小，而且是逆向的。水經磁場處理後，並不具有吸引鐵屑的能力，所以水沒有被磁化。

稱磁化水顯然是不合適的，已經引起了不少人的誤解，認為磁化

水就是被磁化了的水。準確地說，經磁場處理過的水應稱為「磁處理水」。人們習慣上已把經過磁場處理過的水稱為磁化水，為了使之更為貼切，可稱為「磁化水」，以示區別。經磁場處理的水，並不是水得到了磁性，而是水得到了能量，這個能量足以改變水的物理、化學性質，從而具有活性。

磁化水的實質

1.**水的性質發生了變化**：磁化水的實質是水得到了「能量」，水分子的內能提高了，水的性質發生了變化。主要變化有：a.物理性質的變化，主要有溶解度、滲透力和表面張力增高，水由16個水分子集合而成的大分子團，變成了由3～5個水分子集合而成的小分子團或單水分子，使水的活性大大提高；b.化學性質的變化，$CaCO_3$、$MgCO_3$在「磁化水」中分解為較鬆軟的$Ca(HCO_3)_2$、$Mg(HCO_3)_2$，從而易被水帶走，達到除垢的效果，水分子鍵同時發生角度和長度的變化，氫鍵角從1050減小到1030左右，使水的物理、化學性質發生了系列變化。

2.**磁化水給人體補充的不是「磁」，而是好水**：磁化水不是磁與人體的關係，不是補充「磁」，而是好水與人體的關係。飲用磁化水解決的是人體體液的品質問題，磁化水作用於人體是水療而不是磁療，是從根本上解決細胞的健康問題。

磁化水的特徵及功能

磁化水在磁力線的作用下，大分子團水被切割成小分子團水，小分子團水能通過只有2奈米的親水通道進入細胞，啟動細胞酶系統，

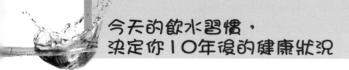

活化組織細胞，激發生命活力，所以說，磁化水是功能水、健康水。
磁化水具有以下功能：

1.**藥用價值**：磁化水是小分子團水，能改善細胞代謝，啟動已休眠的細胞，改善腸道環境，促使雙歧桿菌快速繁殖，從而預防和治療很多疾病，並且效果明顯，如解決便秘問題。磁化水因含有大量的新生態氧，用於治療腳癬或各種皮膚病見效較快，每天大量飲用磁化水，再用35～40℃磁化水泡腳15～20分鐘，短期內腳癬病情大多有明顯改善。

磁化水對人體的益處主要是調理功能，要堅持常用才能有恆定的保健作用。需要注意的是，磁化水一定要飲新鮮的，當天飲用效果最好，長期靜止的水不受外力撞擊，水分子極易締合成大分子團。所以，不論用哪種方法製備的小分子團水，都應儘快飲用，時間過長，水分子又恢復成大分子團水，將失去小分子團水的各種功能。

2.**殺菌消毒**：很久以前，人們就將磁石懸於水井中，讓居民飲用經過磁化的水，以治療疾病。試驗表明，自來水或天然水經磁處理後，水中的細菌和微生物含量可減少81%～97%。用磁化水清洗傷口，創面會很快癒合，說明磁化水有殺菌消毒作用。

3.**消散結石**：結石的好發部位多位於腎臟、輸尿管和膀胱等泌尿系統及膽道內，現代醫學有多種處理方法，但或多或少會使病人痛苦。由於結石的化學結構與水垢相似，主要成分都是碳酸鈣，而磁化水對碳酸鈣有溶解作用。含碳酸鈣和碳酸鎂的結石在磁化水作用下，能一層層溶成$Ca(HCO_3)_2$和$Mg(HCO_3)_2$顆粒，長時間飲磁化水，大部分結石會發生疏鬆、碎裂、溶解等改變，隨尿液排出體外。

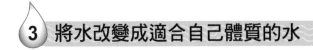

3 將水改變成適合自己體質的水

　　為了適用特定的用途，通過物理的、化學的手段，去除水中對生產、生活不需要的物質的過程，稱為「水處理」。水處理包括汙水處理和飲用水處理兩種，對飲用水的有效處理，是保障人們飲水健康所必需的。自來水雖達到飲用水標準，但仍然存在一些問題，如餘氯、管道破損的污染、儲水箱的污染等，針對這些問題，要進行水處理，才能將劣質水製成高品質的水。

水處理的方式

　　1.水的基本處理方式：最常用的是通過去除原水中部分或全部雜質來獲得所需要的水質；其次是通過在原水中添加新的成分來獲得所需要的水質；第三是對原水的加工不涉及去除雜質或添加新成分的問題。

　　2.生活用水的處理方式：就生活用水而論，取自高品質水源（井水或防護良好的給水專用水庫）的原水，只需消毒即為成品水；取自一般河流或湖泊的原水，先要去除泥沙等致濁雜質，再經過消毒；污染較嚴重的原水，還需去除有機物等污染物；含有過多鐵、錳的原水（例如某些井水），需要除鐵、錳。

　　3.工業用水的處理方式：生活用水可以滿足一般工業用水的水質要求，但工業用水有時需要進一步處理，如進行軟化、除鹽等。當用水的水質或廢水的排放要求較低時，只需用篩除或沉澱等方法去除粗大雜質和懸浮物（常稱一級處理）；當要求去除有機物時，一般在一級處理後再採用生物處理法（常稱二級處理）和消毒；對生物法處理

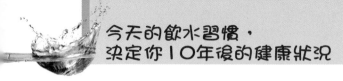

過的廢水所進行的進一步處理過程統稱三級處理或深度處理，如防止廢水排入水體「優養化」所進行的去除氮、磷過程，即屬於三級處理。

水處理的方法

1.**沉澱物過濾法**：沉澱物過濾法的目的是將水源內的懸浮顆粒物質或膠體物質清除乾淨，這些顆粒物質如果沒有清除，會對透析用水的精密過濾膜造成破壞，甚至阻塞水路。這是最古老且最簡單的淨水法，所以這個步驟常用在水純化的初步處理，如有必要時，在管路中也會多加入幾個濾器以清除體積較大的雜質。

2.**硬水軟化法**：硬水的軟化需使用離子交換法，目的是利用陽離子交換樹脂以鈉離子來交換硬水中的鈣與鎂離子，以此來降低水源內的鈣、鎂離子濃度。

3.**活性炭**：活性炭的主要作用是清除氯與氯氨以及其他分子量在60～300道爾頓的溶解性有機物質。

4.**去離子法**：去離子法是將溶解於水中的無機離子排除，與硬水軟化器一樣，也是利用離子交換樹脂進行，通常使用陽離子交換樹脂與陰離子交換樹脂。陽離子交換樹脂利用氫離子（H^+）來交換陽離子，陰離子交換樹脂則利用氫氧根離子（OH^-）交換陰離子，氫離子與氫氧根離子互相結合成中性水。

5.**逆滲透法**：逆滲透法可有效清除溶解於水中的無機物、有機物、細菌、熱原及其他顆粒等，是透析用水處理中最重要的一環。滲透是利用半透膜隔開兩種不同濃度的溶液，其中溶質不能透過半透膜，而濃度較低的一方水分子會通過半透膜到達濃度較高的另一方，

直到兩側的濃度相等為止。在還沒達到平衡之前，可以在濃度較高的一方逐漸施加壓力，此時所需的壓力叫做「滲透壓」，如果施加的力量大於滲透壓時，則水分的移動會反方向而行，也就是從高濃度的一側流向低濃度的一方，這就叫做「逆滲透」。

6.超過濾法：此法與逆滲透法類似，也是使用半透膜，但其無法控制離子的清除，因為膜的孔徑較大，在10～200A之間，只能排除細菌、病毒、熱原及顆粒狀物等，對水溶性離子則無法濾過。超過濾法主要是作逆滲透法的前置處理，以防止逆滲透膜被細菌污染，也可用在水處理的最後步驟，以防止上游的水在管路中被細菌污染。

7.蒸餾法：蒸餾法是古老的但卻是有效的水處理法，可以清除任何不可揮發性的雜質，但是無法排除可揮發性的污染物。它需要很大的儲水槽存放，但儲水槽與輸送管卻是造成污染的重要原因。

8.紫外線消毒法：紫外線消毒法是目前常使用的方法之一，殺菌機制是破壞細菌核酸的生命遺傳物質，使其無法繁殖，一般是使用殺菌燈（低壓水銀放電燈）用253.7奈米波長的紫外線照射。紫外線消毒法安全、經濟，對菌種的選擇性少，水質也不會改變，所以近年被廣泛使用。紫外線殺菌燈適用於各種水處理、大小型水池、游泳場、溫泉，殺菌效率可達99%～99.99%。紫外線水處理技術可以廣泛用於殺菌、消除臭氧、降低總有機碳量、降解餘氯等。

9.生物化學法：利用自然界存生的各種細菌微生物，將廢水中有機物分解轉化成無害物質，使廢水得以淨化。生物化學水處理方法有活性污泥法、生物膜法、生物氧化塔、土地處理系統、厭氧生物水處理等。

10.正滲透法：正滲透與逆滲透是一對互逆的方法，正向滲透分

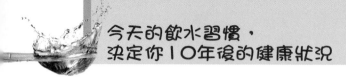

離技術很早就有應用。很久以前，人們採用食鹽來長期貯存食物，在高鹽環境下多數細菌、真菌和病原菌由於滲透作用會脫水死亡或暫時失去活性。如今，人們已經開始利用正向滲透膜分離技術進行海水淡化、工業廢水處理、垃圾滲透液處理等研究；食品工業在實驗室利用正向滲透膜分離來濃縮飲料；緊急救援時的生命保障系統利用正向滲透膜分離技術製取淡水。

野外水的處理方式

有人認為野外人跡罕至，沒有污染，野外水可以喝。其實只要有人到過，就會有污染，即便沒有污染，也可能有病毒、細菌，或其他各種有害物質存在。在條件許可的情況下，飲用之前還是要處理一下，處理的方法有：

1.**燒開**：這是最實用、最有效的方法，缺點是浪費燃料、耗時間。

2.**淨水藥品**：這是化學方法，常用的藥品為氯和碘，以碘為主。優點是便宜、方便、輕巧、體積小。缺點是比較耗時，一般加入淨水藥片後20分鐘才能飲用；有異味異色（可以通過後期處理解決）；有的病毒無法去除；容易引起過敏，同時會和某些食物或用具起化學反應；連續飲用不能超過一個星期。

3.**淨化篩檢程序**：包括篩檢程序和過濾淨化器。一般的篩檢程序是在過濾的基礎上，再以化學的方式除去病毒，篩檢程序通過過濾可以去除細菌和寄生蟲；過濾淨化器除了能濾除細菌和寄生蟲外，還能濾除病毒，淨化過濾最主要的優點是即時可以喝到水，幾乎不需要等待，而且是安全的淨水方式，缺點是體積大、重量大、價格貴、後期

成本高。

水處理設備簡介

目前市場上水處理設備主要包括以下幾種類型。

1.軟水機

原理及功能：根據離子交換原理，使水的硬度降低到70毫克/升以下，成為軟水。主要功能是去除水鹼、水垢。

優點：去除水垢、水鹼效果好，水流量大，基本上不降低水壓，處理過的水清潔能力特強，適宜洗衣、淋浴，美容護膚效果也很強，能減少能源消耗，也節約洗滌用品，降低家務強度。生產的水適宜作生活用水。

缺點：不能去除細菌、病毒、有機物，不能直接飲用；再生時需要耗鹽，並產生一定量的廢水。

2.純水機

原理及功能：採用PP棉、活性炭及RO膜等濾芯，五級或五級以上過濾，其中最核心的是RO膜，RO膜是目前過濾精度最高的濾芯。製出的水為純淨水，可直接生飲。

優點：過濾精度高，適用於多種水質，淨化後的水是純淨水，口感好，不含任何雜質。

缺點：每日製水量少，只能解決日常飲用；前三級濾芯使用壽命短，需要定期更換濾芯；不適宜長期作為飲用水，尤其是兒童和老人，更不宜長期飲用純淨水。

3.淨水機

原理及功能：採用0.01微米的超濾膜分離技術，能有效去除水中

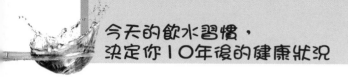
的泥沙、鐵 、懸浮物、膠體、細菌、病毒、大分子有機物等有害物質。

優點：過濾精度高，淨化效果好，淨化水接近礦泉水，能直接生飲；水流量大，濾芯使用年限長，自動清洗濾芯，不需要電，不浪費水。

缺點：去除水垢、水鹼效果較差，只適用中等以下硬度水地區；單一超濾淨水機不能徹底去除水中異味，水質口感較差；不能徹底去除水中重金屬；換濾芯比較麻煩。

4.納濾膜水處理機

以納濾膜為主要配件，能進行電性吸附，通過絮凝、沉降、砂濾和加氯消毒等來除去水中的懸濁物和細菌，可在低壓下對自來水進行軟化和適度脫鹽，並可脫除各種有機、無機物質，尤其是致癌物質；囊括了以上水處理機的優點，且避免了二次污染，可建立一種健康的飲水方式，因而日益受到青睞。

第六章
健康水

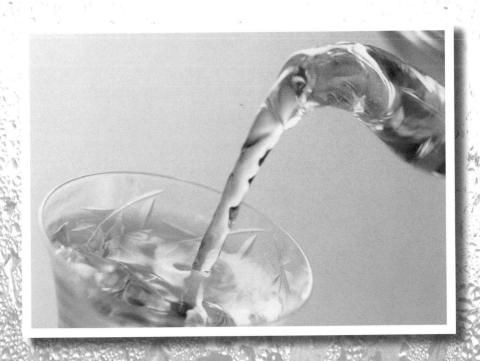

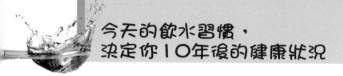

1 何為健康水？

　　世界衛生組織調查發現：人類疾病80%與水有關；現代營養學家也認為：飲水品質是我們生活品質的重要組成部分。而你今天的飲水習慣，也將決定著你10年後的健康狀況。

　　水是21世紀最重要的物質，水是科研的頂尖知識，有許多奧秘還待揭開。因此，許多科學家建議，全世界致力於醫學、生物學、物理學、化學、營養學等研究的專家，要用像研究基因那樣的人力和物力來研究水。

　　什麼是健康水？世界衛生組織提出了完整的科學概念，即應該滿足以下幾個進階性要求：

　　1.沒有污染，不含致病菌、重金屬和有害化學物質。

　　2.含有人體所需的天然礦物質和微量元素。

　　3.生命活力沒有退化，呈弱鹼性的小分子團水，活性強等。

　　權威專家則指出，營養健康適宜人體飲用的好水標準如下：

　　1.不含有毒、有害及有異味的物質。

　　2.硬度適中。

　　3.含有適量人體所需的礦物質和微量元素。

　　4.pH呈微鹼性（pH＞7.0）。

　　5.含有新鮮適量的溶解氧。

　　6.水分子團小，水的生理功能強。

　　7.長期飲用能改善人體的營養健康狀況。

　　從目前調查情況來看，大多數人平常喝的水仍然是大分子團水，不管是純淨水還是蒸餾水，都是大分子團水，這種水參與體內生物

化學的反應差，脂質代謝差。此外，青少年喜歡的酸性飲料更不宜長期飲用，實驗表明，人體內大約含10加侖的弱鹼性水，喝一杯酸性飲料，體液的pH立即降到4.6，如沒有體內的調節機制，將給身體健康帶來嚴重的不良後果。

2 健康水的保健治療作用

大分子團水因滲透力差，難以進入細胞，營養送不進去，代謝廢物排不出來，久而久之，很多細胞就會因「饑餓」或因廢物堆積過多而喪失功能。

有的人或許會感到困惑，大多數人一生喝的都是大分子團水，不也都健康地生活嗎？這有助於太陽的恩惠。大家知道太陽光是由七色光組成的，紅光外面的光線叫紅外線，其中波長在2.5微米以上的又稱為遠紅外線，占太陽光總量的80%以上。人體皮膚含70%的水，水是遠紅外線的良好吸收體，接受遠紅外線的照射以後，皮膚中大分子團水的氫鍵剛好能在4～14微米遠紅外線區域的光子能量之內形成共振，把體內締合大分子團水的長鏈切斷，引起群組的縮小化，使部分大分子團水變成小分子團水。

水是組成生物大分子結構的重要物質，而蛋白質和DNA是生物大分子與水集團化而成的生物簇，蛋白質捲曲與折疊形成的三維螺旋構象，則必須在許多水的參與下才得以建立，DNA和RNA所簇合的水的含量達25%～50%，甚至更多。結晶結構學分析表明，水是以多元環狀水的形態與DNA等形成水化物，一旦脫水，蛋白質就會發生變性，喪失原有的立體結構和功能，使許多生物功能受到阻礙。

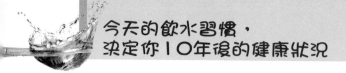
　　許多疾病的發生是與細胞內外水不平衡，特別是與細胞內脫水密切相關的，例如糖尿病，實質上也是一種體液（即水平衡）的問題。每分子胰島素需要440個水分子參與，胰島素的三維螺旋構象一旦脫水，胰島素蛋白質就會喪失原有的立體結構和調節血糖的生物功能，導致糖尿病。

　　健康水的保健治療作用如下：

1.提高各種營養在細胞的沉積

　　有營養專家針對長壽村的人、出家人、居住在深山老林裡的人的營養健康狀況進行了調查研究，用現代營養學分析，顯示他們食物中能量不夠，動物蛋白質不足，氨基酸不平衡，可他們卻能健康長壽，為什麼呢？研究結果表明，是飲水起了關鍵性的作用，並發現了水與健康長壽的另一個奧秘——不同的水對營養物質在體內的「沉積」作用是不同的。

　　研究人員分別用三種水（自來水、純淨水、回歸水——即具有一定硬度和礦物質，弱鹼性的小分子團水）飼養標準實驗動物（大白鼠），三個試驗組飼料的營養組成相同，大白鼠代謝試驗測定的蛋白質生物學效價結果：以自來水組為對照組（100%），回歸水組蛋白質生物學效價比自來水提高17.9%，而純淨水比自來水組降低9.3%，說明常飲純淨水會降低飼料中營養物質的利用和體內沉積，而小分子團水能大大提高營養物質在體內的沉積。這個實驗說明長壽村的人、出家人、深山老林居住者之所以能健康長壽，就是因為他們飲用的是好水，好水可以使食物中有限的營養在體內充分被吸收和在細胞內沉積。

當前，人們都在追求健康長壽，為了健康，力求合理營養，為了長壽，常年食用各種補品，比較而言，對水質的重視程度不夠，以致沒有抓住補充營養的關鍵。營養不足不單單是攝入、消化和吸收的不足，更主要是「沉澱」在細胞裡供細胞代謝所用的營養不足。小分子團水能提高各種營養在細胞中的「沉積」，所以水在人的營養平衡中是首要的。這個發現對於容易營養缺乏的人群，如孕產婦、嬰幼兒、少年、老年人、亞健康狀態及病人等尤其重要。

2.調整體內有益菌平衡

人體內存在著許多的有益菌，有益菌發揮著不同的作用來調整人體的功能，如果過多或濫用抗生素，就會把有益菌殺死，造成臨床所說的「菌群失調」，而出現許多病症。

腸道內的有益菌雙歧桿菌屬革蘭氏陽性厭氧菌，能發酵糖類產生有機酸、生物活性酶、維生素K、維生素B族。雙歧桿菌有諸多生理功能，對人類健康有著重要作用，研究人員發現，長壽老人胃腸道雙歧桿菌數量遠遠高於一般人，飲用水研究說明這一切取決於長壽村的水，那就是長期飲用小分子團水有益於腸道內有益菌群的生長繁殖，喝好水與補充低聚糖有同樣的功效。

3.清除體內氧自由基

氧自由基理論是近年來重大的醫學成果，在研究癌症、心腦血管疾病和衰老的原因時，發現氧自由基是其因素之一。

氧自由基時時刻刻威脅著人體健康，所幸的是每個人體內都有一支龐大的「抗氧自由基軍團」，如體內的過氧化氫酶、輔酶Q_{10}、谷胱

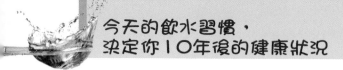
甘肽過氧化氫酶、超氧化物歧化酶等。小分子團水具有良好的還原氧自由基作用，且抑制自由基對人體組織的攻擊。水的氧化還原力可以用氧化還原電位測定，被污染的自來水其氧化還原電位約700mv（毫伏特），健康的成人體液為200mv，人工製備的各種小分子團水，其氧化還原電位為150～200mv。產生大量自由氧的血液氧化還原電位約700mv，因此，喝氧化還原電位較低的小分子團水能有效清除氧自由基，抑制體內氧化作用。

4.改變酸性體質

人的酸性體質是萬病之源。有醫學專家做過一個實驗，將100名癌症患者進行抽血檢查，結果全部患者血液都呈酸性，也就是酸性體質。人體內的淋巴細胞欲消滅癌細胞時，體質必須是「鹼性」才可以。糖尿病病人當體質由偏酸性向弱鹼性每提升0.1％，胰島素的活性就提高30％～35％。由此我們可以得出一個結論：人由健康到疾病、

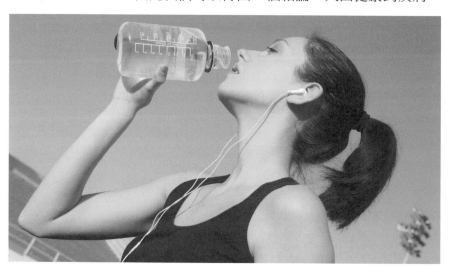

由年輕到衰老，實際上是一個酸性化的過程。

為了調整人體內的酸鹼平衡，使體液和血液維持弱鹼性，僅用鹼性食物調整是不夠的，必須解決水的酸性化問題，才能改變酸性體質。水是進入人體最多的物質，酸性體質的人只要每天大量喝弱鹼性的小分子團水，體液就會向弱鹼性轉化，長期飲用弱鹼性的小分子團水可維持血液和體液的弱鹼性水準，溶解和降低膽固醇在動脈血管壁的沉積，減少動脈硬化發生；還可溶解積累在體內的尿酸結晶，防治關節炎和痛風。

5.啟動體內多種酶

酶和人體的關係就是燈泡和電流的關係，唯有通電後燈泡才會亮，沒有酶，各種營養素無法利用，不可能存在任何生命形式。每一種酶在體內都有一種其他酶所不能替代的特殊作用，酶通常分為兩大類：消化酶和代謝酶。消化酶由胃腸道分泌，能分解食物，使營養物質進入血液，滿足各種生命活動之需；代謝酶是能催化細胞內各種生化反應的酶，機體的所有器官、組織和細胞的能量都是由代謝酶來轉運的。

科研證實，小分子團水有啟動體內多種酶的功效。若脂肪分解酶被啟動，可以降低血脂、降低血壓；胃腸道中的蛋白酶、脂肪酶、澱粉酶被啟動，能改善胃腸消化功能。所以任何人只要認真足量地喝10～20天以上的小分子團水，胃腸功能都能獲得改善。

6.調整人體免疫功能

免疫力就是機體防禦和清除外來病原微生物及毒素的能力，人體

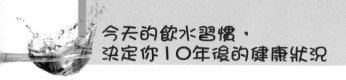
有一套免疫系統，以抵抗外來疾病入侵，沒有了它，即使一點小小的灰塵也足以致病。

人體免疫系統具有三大功能：

防禦功能：當人體受病原微生物侵襲時，體內的白血球就會對外來致病物質加以識別，並產生一種特殊的免疫防禦功能，從而有效清除微生物，維護人體健康。

穩定功能：及時清除人體內組織和細胞正常碎片及代謝物，防止其積存體內，而被誤認為是外來異物而產生抗體。自身抗體的產生會導致自身免疫性疾病。

監視功能：在正常人體內經常會出現少量的「突變細胞」，他們可以被免疫系統及時識別出來並加以清除，若任其發展和分裂下去，即可成為腫瘤。這種發現「突變」細胞的功能，被稱為免疫監視。

飲用健康水可增強免疫功能。科學家在水和人體免疫功能關係方面做了大量研究，以健康水和普通自來水飼養的動物實驗結果證實，健康水飼養組免疫力明顯提高。長期飲用小分子團水，可提高肝、脾及血管內皮細胞的吞噬功能，從而提高人體抗病和抗衰老能力。

7.促進代謝，利於排毒

有些物質進入人體後，會發生化學物理作用，破壞正常生理功能，引起病理狀態，該物質即為毒物。毒物有外來和內生兩種：以往，侵入人體的毒物主要以細菌、病毒、寄生蟲及誤食的毒物等為主，現在，人們吸入的、吃的、喝的，以及住的、用的普遍都受到毒物污染；另外，人體在正常代謝過程中的各種產物，最多見的是氧化過程中產生的自由基，脂肪、蛋白質和糖類代謝後產生的乳酸、尿

素，及腸道糞便產生的毒素，毒素存於體內，對人的危害是多方面的，它干擾了人的生理活動、損傷機體組織，導致功能失調，最終使人患各種疾病並加速衰老。排毒以「通」為要，必須堅持經常疏通腸道、尿道、血管、氣管、汗腺等，以利於身體隨時隨地進行「體內大掃除」。

排毒關鍵是飲健康水，便於清洗腸道。正常人腸道有10多公尺長，腸子在腹腔就好像一條彎彎曲曲的水溝，極易藏汙納垢，每天一次（最好二次）排便，就會對腸道毒素有很好的清除作用，而堅持飲用健康水是清除腸道毒素的最好方法。

食物的選用也很重要。要選食高纖維素類食物，因為纖維素類食物能促進腸道的蠕動，增加糞便體積和軟化糞便。包括粗糧、蔬菜、水果、燕麥片、紅薯粥等都有很好的通便功效。

通大便、利小便是排毒的關鍵，喝好水、喝足水是排毒的根本。

8.防治心腦血管疾病

心腦血管疾病是人類健康的頭號殺手，其致病原因是多方面的，但是絕大多數人一生喝「死水」，這是很重要的原因之一。小分子團水能防治動脈硬化，逆轉各種心腦血管疾病。

當飲用的小分子團水進入血液後，由於小分子團水的「分散性」，使血紅血球分散，血液黏稠度減小，改善了微循環，疏通了小動脈，從而可改善患者的頭痛、頭暈，肢體發涼、麻木，視物模糊等腦供血不足的症狀。

根據醫學界的動物實驗，以小分子團水對人體作用的臨床試驗觀察，顯示飲用小分子團水2個月，即能降低甘油三酯和膽固醇，同時

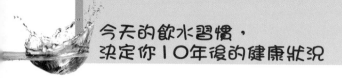

能提高高密度脂蛋白（HDL）含量，HDL能消除血液和組織細胞中過多的膽固醇，它能像吸塵器一樣逐漸吸走動脈壁上膽固醇沉積和血小板凝結而成的斑塊，改善微循環。

　　微循環被稱為人體的「第二心臟」，是動脈系統的末梢端和靜脈系統的起始端所構成的網狀毛細血管結構，是人體各臟器的組成部分，是直接進行物質交換、細胞代謝的場所。不同部位的微循環發生障礙會導致不同疾病，如冠心病、糖尿病、高血壓等。弱鹼性小分子團水因其滲透力強，在人體中運行速度快，溶氧、攜氧量大、排除有毒物質多，所以具有改善微循環的作用。

第七章
科學飲水

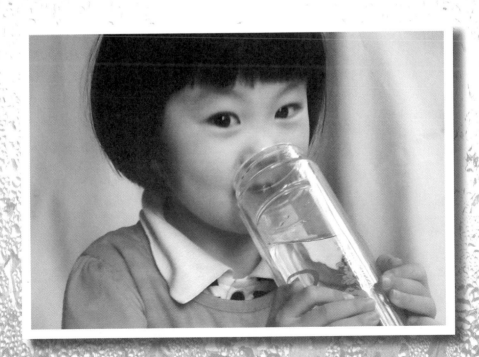

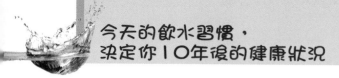
1 人體對水的基本要求

正常人每天從飲食和飲水中攝取的水分，成年人約為2500毫升，攝入多少應與人體每日排出水量平衡。如成年人每人每日尿量平均約1500毫升，皮膚和呼吸道排出約800毫升，糞便排出約為200毫升，總量大約為2500毫升。當然，每日排水量也會隨著人的勞動強度、氣候以及身體是否患了失水性疾病有關。人的一日三餐要同時補一定量的水，各種營養在體內代謝也需要一定量的水，因此，每天應補水2500毫升左右。

水在排毒中的作用極為重要，不管是細胞代謝產生的垃圾，還是體液和糞便中所含的各種毒素，都必須在足量的水參與下才能排出體外。只要心臟和腎臟的功能正常，就可多飲水，從而促進新陳代謝，有利於身體排毒和保持體內的水平衡，一旦由於飲水過量出現輕度水腫，應檢查心、腎功能，遵醫囑調整飲水量。

喝水量的大小和腎功能關係密切，如身體長期處於缺水狀態，身體會因水循環不良而老化、衰退，且因尿量減少，產生尿路結石和尿道發炎。隨著年齡增長，腎臟功能逐漸衰減老化，會使口渴感遲鈍，導致身體總入水量減少，影響機體排毒。

根據缺水量的多少，可以把缺水分為三度：輕度缺水的缺水量達到體重的2%～4%，除口渴外可無其他症狀；中度缺水的缺水量達到體重的4%～6%，即可感到極度口渴、乏力、唇舌乾燥、煩躁、尿少、皮膚彈性差和眼窩凹陷等臨床症狀；重度缺水的缺水量超過體重的6%，病人可出現躁狂、譫妄，甚至出現昏迷等腦功能障礙。

針對缺水情況，能口服的儘量口服，不能口服的應靜脈補液。一

般每丟失體重的1%，可飲水400～500毫升。暑天或出汗過多時，體內不僅僅丟失水分，鈉、鉀等無機鹽因隨汗排出體外，導致體液電解質失衡，所以應在水中加少許鹽。

若飲水過多，入水總量超過排水量，以致水在體內滯留，引起血液滲透壓下降和循環血量增多，心腎功能正常的人一般不會出現上述情況。

對大多數人來說，目前飲水狀況主要是攝入不足，而不是過多的問題。所謂科學飲水，是針對自身實際情況，如運動量大小、氣溫高低、體重及身體健康狀況等，定時定量飲水，實現每天飲水量與人體每日排水量平衡，滿足身體代謝對水的需求。

2 適時飲水

一日三餐人人都知道，但像吃飯那樣定量飲水的人卻不多，渴了再喝是大多數人的飲水誤區。尿液顏色對判斷一個人是否缺水十分重要，體內水代謝正常的人，尿液應為淡黃色，一旦顏色變深，成為深黃或褐色，同時伴有晨起疲倦、頭暈、頭疼，就說明體內缺水已多時了。因此，絕不能等口渴後再喝水，不管口渴與否，都應該養成定時飲水的習慣。

一般應分為四個時段大劑量補水：

1.清晨起床後空腹飲水：人在睡眠時，儘管機體處在相對靜止狀態，沒有明顯的失水情況，但通過一夜的呼吸、皮膚的分泌、尿液的排泄等，仍然會使機體損失不少水分。雖然起床後或許並無口渴感，但體內仍會因為相對缺水而使血液濃度增高，血管收縮。一杯水下

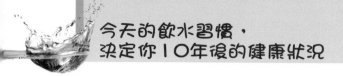

肚，會使黏稠的血液稀釋，血管擴張，促進血液循環，能預防心腦血管疾病的發生。特別是中老年人，其心血管系統疾病已開始增多，起床後一杯溫開水，遠勝過服藥效果。青少年由於機體正處於代謝的旺盛時期，一夜睡眠之後，體內大量代謝產物有待排出，晨起喝一杯水不但可緩解機體的相對脫水狀態、刺激胃腸收縮，還可通過飲水的洗刷作用，使胃腸道保持清潔；若喝水後再進行適當運動，腹部肌肉收縮加強了飲水對胃腸的沖刷力，可增強胃腸功能。

2.上午10時左右飲水：晨飲和早餐所補充的水分已達到一定程度的消耗，上午10時左右應及時補充一定量的水分，以維持體內平衡。

3.下午3時左右飲水：可補充日間消耗的水分，使身體將早餐、中餐攝入食物所產生的廢物進行稀釋，並順利「搬運」出體外，防止機體酸性化。

4.睡前半小時飲水：這個時段被稱為最佳補水時段，預防因睡眠導致血液濃度增高而誘發心腦血管病；半夜如廁時也應適當補水。

有專家指出，每天飲好三杯安全水（睡前、夜間和清晨），對心腦血管疾病的突發有很好的預防作用。

 ③ **適量飲水**

有的人平時不喝水，一旦想喝水時就喝個痛快，灌飽為止，其實這樣做極不科學，越是口渴時越要慢飲。人體內的水分必須處於相對平衡和穩定狀態，若體內水分突然大量增加，血液和間質液被稀釋，滲透壓降低，水就會通過細胞膜滲入細胞內，重者使細胞腫脹，出現水中毒，會表現為頭痛、疲乏、嗜睡、視物模糊、呼吸及心率減慢、

抽搐，甚至出現嘔吐等症狀，久之必然會增加腎臟的負擔，加速衰老。所以每次飲水應當適量，不可過多、過快。

暴飲會加重胃腸負擔，使胃液稀釋，不但會降低胃酸的殺菌作用，並會妨礙食物消化。胃內水量突然大增，重量過大，也會增大胃下垂的危險。心臟病患者暴飲會因心臟負擔突然加重而誘發心衰。

 ## 4 大量出汗後，淡水不解渴

盛夏高溫酷暑或劇烈活動後大量出汗，機體不僅處於缺水狀態，還有大量的電解質和維生素會伴隨汗液而丟失，特別是鈉丟失最多。在大量出汗後若只喝淡水，則進入體內的水分不但不能保留在細胞內，反而更容易隨汗液或尿液排出，結果是越喝越渴，有時甚至還會引起心悸、乏力等低鈉症狀。此時應該在飲用水中加入少量食鹽，以便使機體迅速得到水分和電解質的雙重補充，才會迅速解渴。

所以，大量運動後出汗者，必須喝含有鹽分的飲料，方可維持機體內電解質的平衡。

 ## 5 運動後應補水

運動中會大量出汗，如果不及時補充丟失的水分就會引起脫水，當脫水占體重的2%時，機體的耐熱能力降低，脫水占4%時肌肉耐力降低，嚴重的脫水可使體溫過高和循環衰竭以致死亡，如不及時補水對人體的危害是很嚴重的。

在長時間運動中，特別是夏天，或在溫熱環境中運動，更要注

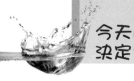
意飲水。補水的最好方法是少量多次，運動中每15～20分鐘飲水150～200毫升，每小時的總飲水量不超過600毫升，這樣既可保持體內水的平衡，又不會因為大量飲水增加心臟和胃腸的負擔；也可採用運動前飲水的方法，在運動前1小時補水300毫升。

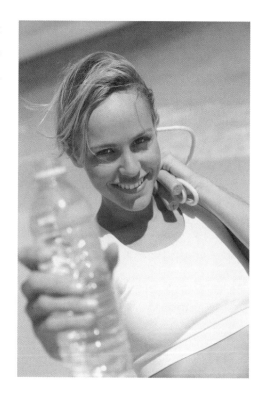

運動後補水也要採取少量多次的方法，不能一次喝足，要分次飲用，一次飲水量一般不應超過200毫升，兩次飲水至少間隔15分鐘；另外飲水要慢，不可過猛。

因運動水分流失的同時，體內電解質如鉀、鈣、鈉、鎂也會隨之流失，因此可選擇一些運動飲料或稍加鹽的涼開水或低糖飲料，以保持體內的水、電解質平衡。飲料的含糖量不能過高，因為糖的濃度過高，會使飲料在胃中停留的時間過長，反而使水分不能及時進入細胞內。一般夏天飲料糖的濃度不宜超過5%，最好在2.5%左右，冬天則可在5%～15%。

運動後飲水宜選白開水或綠豆湯，或1%的淡鹽水等，以驅熱除暑，並能及時補充體內由於大量出汗而丟失的鈉；水的溫度也不是越

涼越好，以8～14℃為宜。另外，如果是在早晨運動，由於人體經過一夜的睡眠，水分丟失，全身組織器官及細胞處於相對缺水狀態，因此在運動前要補水，但也不宜過多，150～200毫升即可。

6 六種水不能喝

1.未經處理的生水：指沒有燒開的水，如井水、湖水、河水等，因為這些生水中有很多對人體有害的細菌和寄生蟲，若未經處理不宜直接飲用。處理過的生水含鈣量高，可以飲用。

2.未煮開的水：自來水都經過氯化消毒，其中可分離出鹵代烴、氯仿等物質，具有致癌、致畸作用。當水溫升至90℃時，鹵代烴的含量是原來的3倍，超過飲用水標準的2倍，當溫度升高到100℃時，鹵代烴會隨著蒸發而大大減少，如能繼續沸騰3分鐘後，鹵代烴和氯仿含量可分別降至安全範圍，此時才成為安全飲用水。

3.重新煮開的水：有人把熱水瓶裡的溫開水倒進水壺裡重新燒開飲用，這是不科學的，因為水燒了又燒，會使水分再次蒸發，水中的亞硝酸鹽含量升高，常喝此水會造成中毒或致癌。

4.蒸鍋水：是指蒸鍋下的水，此水中亞硝酸鹽濃度很高，不宜飲用；另外，水垢也經常會隨水進入人體，引起消化、神經、泌尿和造血系統的疾病，甚至引起早衰，這是因水垢中除含有亞硝酸鹽外，還含許多有毒有害的重金屬元素。

5.千滾水：指爐子上沸騰很長時間的水或熱水器中反復煮沸的水，此水中不揮發性物質成分和亞硝酸鹽含量太高，會引起腹瀉、腹脹，甚至出現昏迷、驚厥等中毒症狀。

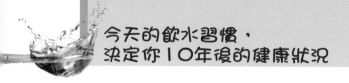

　　6.**老化水**：指長時間儲存不動的水，俗稱「死水」。常喝這種水，對未成年人來說，會使細胞新陳代謝明顯減慢，影響身體生長發育，中老年人則會加速衰老。據研究，長期飲用老化水，會使食道癌、胃癌發病率增高。

 7 嗜水一族

　　1.**教師、演員**：以語言為主要工作方式的特定人員，如教師、歌唱家、演員、主持人等要多喝水、勤喝水，這是保養嗓子的基本方法，並且以少量慢飲為好，或取養陰潤燥的中藥以開水沖泡代茶為宜。

　　2.**電腦族**：電腦族眼睛容易乾澀、酸痛，多喝水對緩解症狀有效。

　　3.**需要減肥和正在減肥的人**：減肥期間一定要多飲水，才能加速體內代謝，增加熱量消耗，使身體通過燃燒脂肪來平衡熱量，達到減肥的目的。「喝水使人發胖」是一種謬傳，水中無任何產熱營養素，故喝水不會使人發胖，減肥期間多飲水會增強減肥效果。

　　4.**服藥、吃營養品和做理療的人**：以水帶藥可加速藥片在體內的崩解和溶化，增強藥效。吃藥時多喝水，有利於藥物在腎臟的代謝，避免藥物對腎臟的損傷，若服止咳糖漿，應在喝完糖漿10分鐘後再飲水。各種消化酶，切記不能用超過60℃的水送服。

　　各種營養品必須由小分子團水送到細胞中沉積，才能改善細胞代謝，所以大量飲水才能使營養品發揮更好的功效。水是人體代謝中最重要的「媒介」類物質，大多數理療都必須通過加速體內代謝才能見

效，很多理療專案都要求飲足量的水後再做。

5.發熱病人：很多疾病會引起人體溫上升，發熱時一定要多飲水。人的體溫超過常溫後，體內水分就會加速蒸發，而致身體缺水。多喝水除了能增補水分外，還能加速體內代謝，通過排尿、排汗等形式降低體溫，故多飲水是降低體溫的有效措施。

6.腹瀉病人：發生腹瀉後，人立即進入脫水狀態，很多腹瀉病人誤認為多喝水大便會更稀，其實，腹瀉的主要原因是腸道內黏膜被破壞，對水分吸收功能減弱，或因為腸內外滲透壓發生改變，導致這些液體流入消化道迫使胃腸蠕動加快，而使消化道內食物殘渣含水過高發生腹瀉，絕不是水喝多了，所以應立即補水。若連續幾次腹瀉，再好的身體也受不了，減輕腹瀉除用藥物外，還必須通過及時補水導正體內脫水，必要時可採靜脈注射生理食鹽水。

7.便秘病人：除器質性便秘外，便秘的根本原因是水和纖維素攝入不足。嚴重便秘的人只要每天在原飲水的基礎上，再增加1000～1500毫升的水，20天後絕大多數人會有明顯效果。用藥物治療便秘，效果再好也只能治標，一旦停藥就會反彈；多飲水、飲好水，並持之以恆，就會解決便秘，取得恆定的效果。

8.泌尿系統炎症病人：人體的腎臟、輸尿管、膀胱和尿道受到細菌感染後，會發生急性膀胱炎或急性腎盂腎炎，該類病人多因尿痛、排尿不適而懼怕排尿，因此為減少排尿次數而不多喝水，事實上恰恰相反，患有這些病的人必須每天足量飲水，每日排尿量保證在2500毫升以上，這對疾病的恢復十分重要。多飲水、多排尿是該病一項重要治療措施。

第八章
飲水誤區

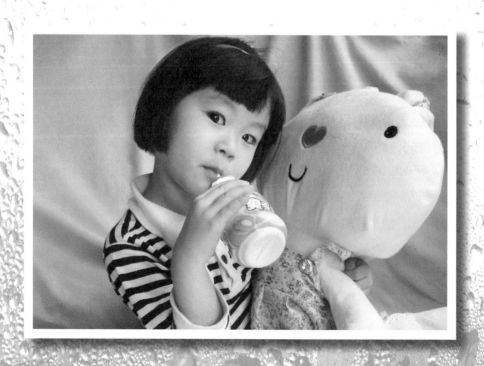

現代人對飲水種類的選擇及飲水習慣等方面仍存在很多誤區，主要存在於對水的選擇、補水量的掌握、補水的時間以及某些疾病補水的問題。

 1 以飲料代替水

飲料最主要的成分是水，飲用後可補充身體因運動和進行生命活動所消耗的水分和部分糖、無機鹽，對維持體內的水電解質平衡有一定作用，但是以飲料代替飲水是不行的，這是當前很多人（尤其是孩子）的飲水誤區。

目前市售飲料大體分為四類：

● 解渴型飲料：多數是以糖、香精、色素加水製成。

● 營養型飲料：添加了一定量的蛋白質、無機鹽、維生素等營養物質。

● 特殊飲料：針對某些需要或為了治療某些疾病添加一定量的特殊成分製成的，如在飲料中加入鐵和鋅等微量元素，還有為糖尿病病人或限糖病人製成的不含糖的低熱量飲料。

● 含咖啡因和酒精的飲料。

在計算進水量時，應將飲料的水計算進去，但不要把含咖啡因的飲料和各種酒類計入，因為這類飲料不但達不到補水目的，還會造成水分大量丟失。

在飲料中，含糖分較高、添加了人工色素或化學添加物的碳酸飲料，長期飲用對健康不利。有的孩子長年以這類飲料代水，因糖分攝入過多，熱量過剩而導致身體肥胖；而攝入過量的人工色素，則會引

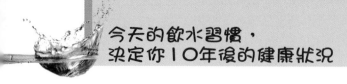

起兒童多動症。另外，含有一定糖分的飲料不像白開水那樣很快離開胃，長期飲用會對胃的功能有影響，同時還會加重腎臟負擔，影響其功能。

各種果汁飲料和含有無機鹽的飲料，每天飲用量應不超過飲水總量的1/3。優酪乳是含鈣極為豐富的飲料，飲用後有很好的補鈣功效，成人可每天飲200～300毫升、兒童可飲100～200毫升。

2 冬天忽視補水

有的人誤認為冬天出汗少，體內不缺水，補不補水無關緊要。雖然冬天流的汗並不多，但正常排泄也會失去大量水分，並且冬季氣候乾燥，取暖、吹暖氣等，均會增加水分流失，所以冬天也要養成定時定量補水的好習慣。

3 飯前及餐中大量補水

俗話說，「飯前喝湯，苗條健康」，這是正確的，但應該有度，最好只喝一小碗。若邊吃飯邊喝水，或吃水泡飯，或有些人吃肥膩食物時，總愛喝杯濃茶以消解油膩，這些都是不符合健康要求的，因為在進食前及進食中，人的消化器官會條件反射地分泌消化液，如牙齒在咀嚼食物時，口腔分泌的唾液、胃分泌的胃酸等。若飯前口渴可少量喝點開水或熱湯，大量的水會沖淡消化液，降低消化功能，影響消化吸收，久之會影響健康，所以餐前、餐中均不宜大量喝水。

4 劇烈運動後馬上飲冷水

正常人平時的體溫在37℃左右，經過運動後可上升到39℃左右，所以劇烈運動後身熱口乾舌燥，急需納涼飲冷，如果馬上喝涼水或冰水，雖然很解渴，但對身體健康很不利。

劇烈運動後體溫升高，胃腸道及全身血管擴張，如果馬上飲用過冷的水，會強烈刺激胃腸道，引起胃腸平滑肌痙攣，血管突然收縮，血流減慢，血流量減少，可能引起腹痛、腹瀉等症狀。另外，運動後因咽部充血，突然受冷的刺激，會出現咽部發炎、疼痛、聲音嘶啞、局部不適等感覺，正確的飲水方法是休息一會兒，讓體溫恢復正常後，再飲些含鹽的清涼飲料或綠豆湯，不但能補充水分，還能補充營養。

5 洗澡前後忽視補水

洗浴雖然接觸水，但洗浴時人體也會丟失水分，故洗澡前應先喝足水，浴後也要飲水，可防止因洗浴時出汗和失水較多，血液黏稠度突然升高，而發生心腦血管疾病，這點對老年人尤為重要。

6 飲茶、沖營養品的用水誤區

飲茶是一種很好的飲水方式，但一般人都習慣用開水泡茶，開水泡茶會使茶葉中很多活性物質被破壞，沖茶以80℃左右的水溫最好。

營養補品有大量的活性物質，為了不遭破壞，不能用開水直接

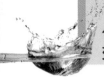

沖泡，以蜂蜜為例，蜂蜜含有豐富的營養素，其中葡萄糖占30%～50%，果糖占40%左右，此外，還含有維生素B_1、維生素B_6、維生素C、維生素K和胡蘿蔔素以及大量的澱粉酶、脂酶、氧化酶等，這些維生素和酶參與人體的許多重要代謝過程，也與維持神經系統興奮性和人體的免疫功能有關。民間食用蜂蜜多採用涼開水或溫開水沖服，涼開水沖服可不破壞蜂蜜中的維生素C和氧化酶，夏天還有消暑解毒作用，而溫開水沖服能起補中益氣的作用。若用開水沖服蜂蜜，會使蜂蜜酶類物質遭到破壞，產生過量羥甲基糖醛，使蜂蜜的營養成分大受破壞；另外，開水沖服還會使蜂蜜甜美的味道變成酸味，所以沖服蜂蜜或其他營養品水溫應在60℃左右為宜。

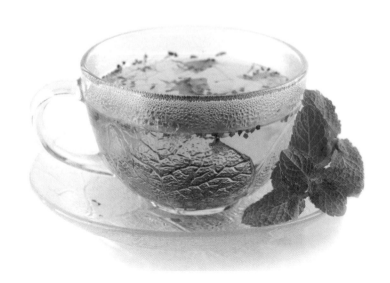

第九章
不同生理階段的飲水

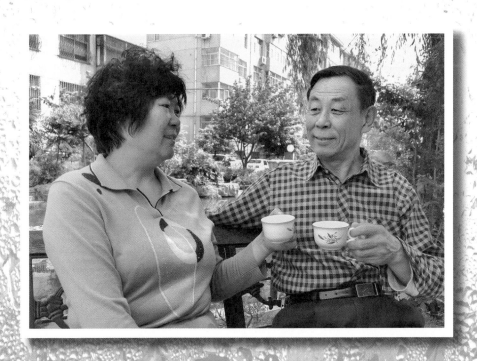

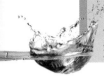
生理學家指出，體內含水量最多的是大腦，約占90%以上，血液中的水分約占83%，肌肉中的水分約占62%，骨骼雖然堅硬，也含水22%，由此可見，水對維持人的生命起著極其重要的作用。而人體對水的需要量，不僅取決於人體在新陳代謝過程中的消耗量，還與年齡、環境、活動量、食物的品質以及健康的狀況有關，人體各階段生理功能情況不同，需水量也不同。以下說明人體在不同生理階段的飲水要點。

 ## 1 孕婦和乳母

婦女懷孕到哺乳期結束，其營養狀況不僅關係到自身的健康，同時還關係到胎兒、嬰兒的生長發育，因此，充足的營養對孕婦、乳母十分重要，而水是母體和乳母供給胎兒營養的主要物質及載體。

胎兒如缺水會通過母體產生反應，像是母體的晨吐可能就是胎兒給母親的缺水信號。成長中的胎兒對於水的需要可通過母親的感知系統加以表達，這一重要信號把胎兒的感知系統對於水的需要，與母親身體的水分管理機制聯繫起來。大多數母親都會在懷孕的第3個月開始調節飲水量，這樣晨吐現象就會消失，若母親不及時做出調整，使胎兒和自身繼續處於脫水狀態，就有可能產生不良後果。

胎兒最需要的養分包括水、氧氣、氨基酸，它們可通過母親的血液循環予以供應，而水的攝取量以及氨基酸的構成，決定胎兒的發育品質，因此，母親為了胎兒的成長和發育，必須攝取足夠的天然水。

在發育期，母親的生活方式會對胎兒產生重要的影響，假如母親在懷孕期間經常喝咖啡、茶以及各種酒精類飲料，就會對胎兒的發育

產生不良影響。在成長過程中，胎兒需要從母親儲存的資源中吸取必要的養分，母親有責任為胎兒創造健康、自然的生存環境，這樣，胎兒在從單細胞到真正意義上的生命的過程中，才能始終擁有理想的成長條件。

母親所有的生理機制特徵，都是由身體的化學信號系統決定的，母親對抗壓力產生的信號傳輸系統，將有可能影響到胎兒，也有可能使胎兒產生與母親相同的化學適應機制，例如母親在懷孕期間經常酗酒，會使胎兒大腦發育不全。一個發育中的大腦需要足夠量的水分，酒精會阻止後葉加壓素的形成及其功能，阻止和延緩母親體內的分泌過程和後葉加壓素的化學反應，同樣的情形也會出現在胎兒身上。母親的大腦結構已經成形，但胎兒卻不然，缺乏後葉加壓素會影響胎兒大腦以及肺的正常發育。目前我們多把胎兒發育異常歸結為基因缺陷，而忽視了長時間脫水的因素，建議醫生及孕婦本身要重視這一點。對乳母來說，每天要多喝水，只有攝入足量的水，才能保證分泌足夠的乳量，以供嬰兒食用。

② 嬰幼兒

嬰幼兒身體中80%都是水分，所以嬰幼兒正常飲水比成年人更重要，補水更要及時。有個病症叫「嬰幼兒猝死綜合症」，是指嬰兒在睡眠過程中出現無法解釋和難以預料的死亡，有資料報導，在美國每年有7000～8000個嬰兒在睡眠中意外死亡，這種情況多數認為可能與牛奶餵養有關。母乳與牛奶有顯著的差別，牛奶更加黏稠，所含的脂肪和蛋白質更多，其消化需要一定的水分，因此牛奶餵養的嬰兒需水

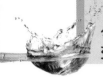

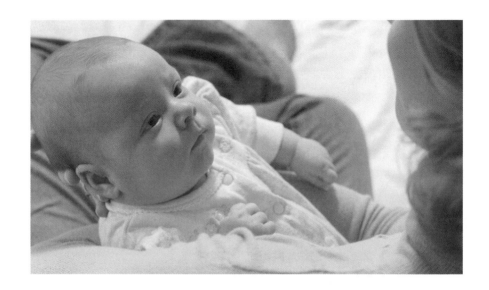

量應比母乳餵養的嬰兒需水量更多，若家長忽視給嬰兒補水，嬰兒身體就可能由於缺水而出現病理變化，甚至死亡。所以嬰幼兒補水應定時定量，防止因缺水而引發意外。

　　嬰兒「渴」的標誌就是不斷用舌頭舔嘴唇或可見口唇發乾，這時必須趕緊補水，喝水時間最好安排在兩次餵奶中間，如寶寶不喝了，就說明體內不缺水了。

③ 青少年

　　青少年體內水分占體重的70％～75％，此時身體處在發育階段，多飲水有助促進新陳代謝，保護體內酸鹼平衡和電解質平衡。

　　長期飲用弱鹼性的水對青少年的身體發育有正面意義，但是當前青少年喝水誤區很多，有的長期以飲料代水、大多數孩子都是渴了才

喝水，還有的孩子邊吃飯邊喝水，甚至吃水泡飯，這些習慣都對健康不利；此外，若孩子上課時總是趴在桌子上昏昏欲睡，而旁邊放著一瓶碳酸飲料，這就表示他的身體處於缺水狀態。

　　家長、學校一定要加強對孩子正確飲水的教育，讓孩子增加天然水的攝取量，使身體得到充足的水分，才能使孩子充滿活力，頭腦敏捷，確保其正常生長發育。

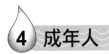

4 成年人

　　成年人通常整天忙於事業，不口渴不喝水，有的甚至渴了也顧不上喝水，這樣會使身體一直處於缺水狀態，因為口渴並不是缺水精確的資訊，等到口渴時再飲水，長期下去就會出現嚴重的後果，所以千萬不要因為太忙而忽視補水。

　　成年人體內水分占60%～70%，一個健康的成年人每天平均需補水2.5升以上，而且要喝好水，喝健康水才能確保精力旺盛，身體健康，有效降低疲勞，提高工作效率。

　　煙酒過度的人更不能缺水，如能養成多喝水的習慣，可減低尼古丁之害；喝酒前後若多喝水的話，可保護胃和肝臟，並減輕醉酒。

5 老年人

　　人步入老年，各項身體功能開始衰退，水分的減少是衰老的最大特徵之一。人體隨著年齡的增長，體內水分逐漸減少，導致的生理變化包括：

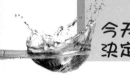
1.皮下組織萎縮，致使皮膚乾燥。

2.新陳代謝功能逐漸衰退，導致內生水減少，腎血流量隨之減少，腎小管吸收功能降低，尿量增加，由此加劇體內水分丟失。

又由於老年人對口渴的反應較遲鈍，即使身體有需要也可能因口渴不甚而不能及時補充水分，因此更加導致體內的水分不足。

另外，老年人易患心腦血管疾病，尤其易在夜間發作，其原因之一是睡眠中水分隨呼吸、出汗喪失，導致血液濃度升高而發病，如果能在臨睡前喝上一兩杯水，就能有效的預防，最好是養成即使口不渴，每天也要喝上8杯水的習慣。

所以，科學飲水、飲好水，堅持定時、足量飲水，是延緩衰老的重要措施之一。

第十章
不同病人的飲水

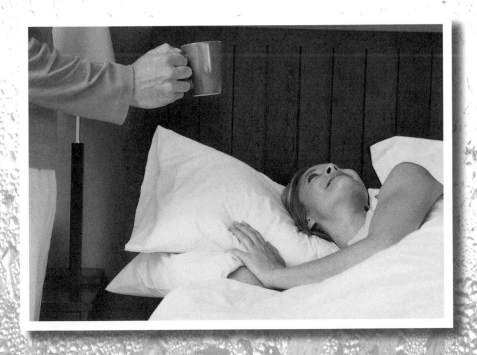

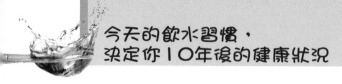

正常人每日要補足水分，但某些病人要控制飲水量，患有不同疾病者飲水情況也不一樣，不要不分病情就盲目飲水，也不要不求實際限制飲水，造成身體失水或加重水腫。

 ① 腎臟病患者的飲水

腎臟是水代謝的主要器官，所以水腫是腎臟病患者的主要體徵之一，特別是眼瞼及雙下肢水腫明顯。水腫除了和腎臟病變有關以外，還和腎臟病病人水的攝入量有關。腎病患者要如何飲水？飲多少水最合適，是腎病患者需要關注的，但是否所有的腎臟病病人都要控制水的攝入量？醫生指出，正確掌握水的攝入量是配合腎臟病治療的重要一環。

有的腎病患者沒有明顯的水腫症狀，僅怕出現水腫故盲目地限制飲水；有的患者認為多喝水就可以把身體的毒素排出去，因此每天都喝很多水。這兩種做法都是錯誤的。

身體失水的方式分「顯性失水」和「非顯性失水」。「顯性失水」指尿、糞、嘔吐物、胃腸道、吸引流物等所失去的水分；「非顯性失水」則是指皮膚、呼吸道散發的水分。如果是沒有嚴重水腫或積水的患者，可以按照每日出水量計算每天飲水總量，然後進行日常飲水；有腎臟病特別是有水腫的病人，飲水則應根據水腫程度及尿量決定水、鹽的攝入量；輕度水腫患者適當降低飲水量即可；少尿及水腫嚴重者需要進無鹽飲食，還應控制入水量，每日總入水量一般為前一日尿量加非顯性失水量，非顯性失水每日約700～1000毫升；在急性腎炎、腎病綜合症、腎盂腎炎有明顯水腫時，應限制水的攝入。

　　慢性進行性腎臟病患者，在疾病的終末階段發生少尿或無尿時，由於其腎臟功能衰竭，不要盲目地對水進行增加或者限制性的攝入。慢性腎病患者心力衰竭時，水的排泄是減少的，故水的攝入量應嚴格控制。尿路感染的患者為避免和減少細菌在尿路的停留和繁殖，應多飲水，勤排尿，以達到沖洗膀胱和尿道的目的。

　　尿路結石的患者也應大量飲水，因為尿量減少是尿路結石形成的主要原因之一，大量飲水可沖淡尿晶體濃度，避免尿液過度濃縮，減少沉澱的機會，一般要求患者飲水2400～3000毫升/日，使每日尿量保持在2000～2400毫升以上。尿量增多可促使小結石排出，同時尿液稀釋也可延緩結石增長的速度，並避免手術後結石的再發。

　　腎病患者或其親屬、醫生在估計飲水量時，要根據觀察患者自己感覺有無口渴感、眼球彈性、口舌黏膜及皮膚充實度，還要觀察尿量多少、血壓變化及膠體滲透壓等作為決定飲水量的依據。醫生在臨床實踐中，把每天觀察患者的體重變化作為估計水的入量，是比較方便和實用的方法。

2 糖尿病患者的飲水

　　糖尿病主要是胰腺功能出現了問題，臨床有Ⅰ型糖尿病和Ⅱ型糖尿病。糖尿病的主要症狀是「三多一少」，即多尿、多飲、多食和體重減輕，血糖水準高。

　　一直以來，不少糖尿病患者誤認為糖尿病的多飲多尿症是由於喝水過多引起的，只要少喝水，就可以控制多尿症狀。很多患者為了控制多飲多尿症狀，即使口渴了也不願喝水或儘量少喝水。這樣表面

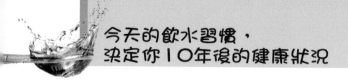
上看，使多飲多尿症狀減輕了，但卻導致了血糖值升高，加重了糖尿病的病情，其原因是因為顛倒了「多飲」和「多尿」的關係。「多尿」是由於血糖高時大量的葡萄糖從尿中排出，發生滲透性利尿所造成的；排尿越多，丟失水分也就越多，使機體處於高滲狀態，而飲水後可以使血漿滲透壓恢復正常，所以多尿時更應該多喝水，也就是說「多尿」引起了「多飲」。根據有關資料分析統計，因飲水不當而誘發病情加重的情況，占糖尿病患者的10%～20%。正確的做法是，只要沒有發展到腎功能不全，多飲水對穩定病情大有好處。

歸納水對糖尿病病人的重要作用如下：

1.可溶解多種營養物質，使其利於吸收利用。

2.可稀釋血糖。

3.可降低血液黏稠度。

4.可使含氮廢物排出。

5.有助於排便。

6.可清洗尿道。

7.可防治心血管疾病。

那麼，糖尿病患者每天要補充多少水比較恰當？糖尿病患者和普通人一樣，每天平均需要2500毫升的水。除了飲食中含有的部分水外，還有1600～2000毫升的水要靠飲水供應。糖尿病患者可選用的飲用水有白開水、淡茶水、礦泉水等，不宜飲用含糖飲料。另外在攝入蛋白質食物較多、運動強度大、出汗多等情況下，都應適當多喝水。牛奶、豆漿是糖尿病患者補充水分的好飲料，每天喝牛奶、豆漿能改善缺鈣狀況，豆漿還含有一定量的膳食纖維，因而更適合比較肥胖、血脂高、血壓高的糖尿病患者飲用。

3 心腦血管病患者的飲水

冠心病患者

據統計，心絞痛、心肌梗塞多在睡眠時或早晨發作，為什麼會這樣呢？因為夜間睡眠時間長達6～8小時，機體會因缺水而致使血栓形成，尤其是老年人由於臟器生理功能衰退，多數有不同程度的動脈粥樣硬化等心血管疾病，血液黏稠度也較高。人在夜間因呼吸和出汗會消耗部分水分，加之老人夜尿多，水隨之消耗也較多，夜間缺水更使血液黏稠度升高，血流量減少，血小板凝聚，粥樣硬化的血管更易形成血栓，當栓子脫落而栓塞在冠狀動脈及其分支內時，心肌就可能出現急性缺血而導致壞死；栓塞若發生在腦動脈就會造成中風。所以，老年人尤其是有高血壓、高血脂、糖尿病等病的患者，應重視飲水；會飲水、飲好水，是預防心腦血管疾病發生的重要保健方法之一。

由於老年人神經中樞對缺水反應不太敏感，會因感覺「不渴」而不願喝水，以致身體經常處於一種輕度脫水狀態而不自覺。因此，老年人即使口不渴也要定時喝水，可根據自身情況，在臨睡前半小時適當喝些水，早晨起床後首先飲一杯水（200毫升左右），能稀釋過稠的血液，促進血液循環；夜尿多者，起夜解手時應喝些白開水，能補償體液的消耗。當氣候炎熱或飲食過鹹時，更應多喝些水，這樣既可補充流失的水分，也可將廢物及時排出體外，防止人體酸性化而損害血管。

有關專家表示，人體缺水時，血液中紅血球、血小板等有形成分的密度相對增大，血漿滲透壓升高，血流速度減慢，可促使血小板在

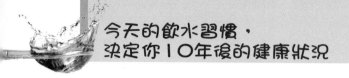
血管壁的黏附、聚集，使冠心病患者發生急性心肌梗死等心血管事件的危險性上升，所以補充水分對預防心肌梗死有不可忽視的作用。冠心病患者一定不要等口渴再喝水，應養成定時喝水的好習慣，特別注意在睡前和晨起後適量喝水。

高血壓病患者

對於高血壓病人怎樣合理飲水，以下是一位高血壓患者多年來歸納的經驗，他認為應用「喝水療法」控制血壓有很好的效果。他推薦的方法是：

每天早晨起床時喝一杯溫開水，以促進胃腸蠕動，排出宿便；早晨外出運動回家後喝一杯水，以補充運動中流失的水分；下午，每過一個小時就適當喝點水；沐浴前喝一杯水，因為沐浴時體溫升高能促進排汗，排出體內廢物；沐浴後再喝一點水，補充身體流失的水分；睡前喝一點水，有助於清除體內的毒素。

「喝水療法」的關鍵在於喝白開水，而不是那些含糖的飲料；還要養成自覺喝水的習慣，不要覺得渴了才喝水，因為當人感覺到口渴時，體內已經缺水了。主動喝水、改善飲食、積極運動，再配合一定的藥物治療，就能使血壓持續穩定。

專家指出，合理補充水分對於高血壓患者來說尤為重要，因為水分攝入過少會導致血容量不足、血液濃縮、血液黏稠度增高，容易誘發腦血栓的形成。

除了高血壓患者外，患有腎結石、膽結石、高尿酸血症、痛風以及膀胱炎的病人都應該多喝水；但喝水也不是越多越好，每天喝2500～3000毫升水為宜。

第十一章
缺水對人體的危害

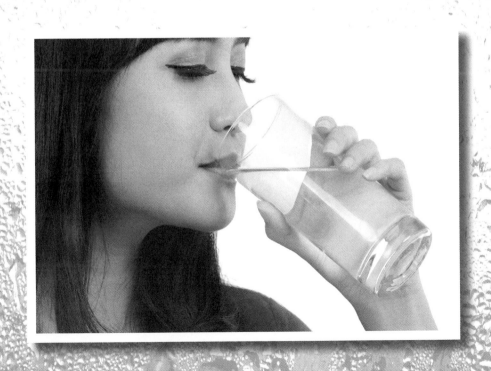

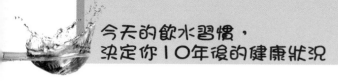
1 缺水新概念

許多疾病的病因僅僅是因為身體缺水，「口渴」是身體對水的呼喚，是身體缺水的表徵，許多疾病的病因僅僅是身體缺水造成水代謝紊亂，影響了生理功能才導致疾病產生。

人之所以能夠正常生存，是因為身體內有一套完整的儲水系統，這個系統在人體內儲備了大量的水，約占體重的75%，正因為如此，人才能在短時間內適應暫時的缺水。與此同時，人體內還有一個乾旱管理機制，在人體缺水時，嚴格分配體內儲備的水，讓最重要的器官先得到足量的水以及由水輸送的養分。

在水的分配中，大腦絕對優先。大腦占人體重量的1/50，卻接受了全部血液循環的18%～20%，水的比例也與之相同。人體的乾旱管理機制十分嚴格，分配水時，身體內的所有器官都會受到監控，嚴格按照預先確定的比例進行分配，任何器官都不能多占。身體的所有功能都直接受制於水量的大小，身體缺水時，乾旱管理機制首先要保證重要器官對水的需求，於是，別的器官的水分就會不足，這時，這些器官就會發出警報信號，表明該處局部缺水，這種情況就像一輛正在爬坡的汽車，如果冷卻系統缺水，散熱器就會冒熱氣一樣。

人體內的乾旱管理機制發出局部缺水信號後，人立刻感到口渴，警報信號越強烈，口渴就越厲害，口渴越厲害，身體對水的需求就越急迫；然而，人們往往不能儘快補充水，而是用茶、咖啡、酒或含糖飲料來應付口渴。不可否認，茶、咖啡和各種飲料不僅含有大量水，而且還含有一些對身體有益的物質，但是，茶、咖啡和飲料中含有大量脫水因數，這些脫水因數進入身體後，不僅讓進入身體的水迅速排

出，而且還會帶走體內儲備的水。這就是我們喝茶、咖啡和飲料後小便量增多，越喝口越渴的原因。

當我們的身體急需水而發出口渴的信號後，人們往往不是盡快補水，而是用茶、咖啡和含糖飲料在糊弄口渴，並沒有真正滿足身體對水的急切需求，久之，造成水的新陳代謝功能紊亂，新陳代謝功能一旦紊亂，身體的某些區域缺水，乾旱管理機制發出的信號就不僅是口渴，而是表現出很多其他症狀。

另外，F·巴特曼醫學博士也提出最新確認的「乾渴信號」理論，說明如下：

1.無緣無故感覺疲勞：水是身體能量形成的主要來源，人所食之物產生的能量是通過水解過程產生的，並且神經傳遞的能量來源和使生理功能運轉的各種身體指令，其來源都是水分產生的電能，缺水使能量缺乏來源，故感覺疲勞。

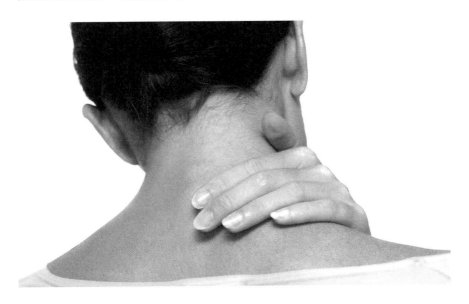

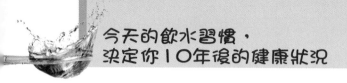
　　2.**面部潮紅灼熱感**：身體脫水時，大腦因缺水而迫使與之相連的血管擴張而獲得水分，而且面部是受體中樞，集結了大量的神經末梢；或者說，臉是大腦的延伸，具有高度敏感的功能，當身體缺水時，神經末梢需要水分灌溉，臉部血液循環加快而使面部潮紅灼熱。由於酒精會使大腦脫水，所以嗜酒者常面部潮紅、鼻子通紅，這種紅鼻子和紅面孔就是脫水的症狀。

2 缺水所致病症及治療

情緒變化

　　1.**心情煩躁或焦慮**：有些人在某一特定時刻會心情煩躁，莫名其妙地發脾氣或有焦慮感，這常是因為身體缺水導致大腦能量不足所致，若讓他喝一杯水，就能很快平靜下來，態度變得溫和而安靜。

　　2.**沮喪和抑鬱**：氨基酸是身體的本錢，其功能有多種多樣，神經傳遞是其重要功能之一。脫水會連續消耗某些氨基酸，體內若缺乏氨基酸，大腦會無力承擔起職責。另外，缺水會使尿液不足，體內新陳代謝產生的有毒物質無法排出體外，這會使人產生沮喪的感覺，久之會產生抑鬱。

精神萎靡不振

　　1.**感覺昏昏欲睡**：如果體內水分不足，新陳代謝產生的有毒廢物不能及時清理，腦細胞不能承受酸性物質大量堆積，就會出現昏沉欲睡的情況。

2.精力難以集中：大腦需要能量才能使人精力集中，若水分不足會使大腦缺乏能量，致精力難以集中。大腦的水分供應越充足，產生的能量就越多，記憶庫裡就可以儲存更多的新資訊。注意力不集中常見於兒童，多是由於身體缺水導致的，因為兒童常以碳酸飲料取代飲水。

容易失眠

尤其是老年人，身體缺水夜裡很難睡好，若睡前補足水分，睡眠就會正常。

引起身體不適

缺水還會使身體出現異常感覺和不適，如腰痛、頸部疼痛、消化道潰瘍等，還會使血壓升高，致出現哮喘和過敏，使血糖升高等，當出現這些情況而就醫時，醫生通常用化學藥物減緩症狀，但這是個錯誤的治療方式，若持續下去，脫水症狀會越來越明顯，用藥越來越多，使得藥物對身體的損傷越來越嚴重，藥物的不良反應也越來越明顯，這就是把簡單的事情複雜化了。所以人們必須改變認知，不管是醫者還是患者都必須改變這種觀念，充分認識水在人體中的重要作用，認識缺水後身體出現的各種症狀，切不可認為只有口渴才是缺水，只待口渴了才喝水。

觀念改變後，對身體的一些慢性疼痛，不要盲目用受傷或感染來解釋，應首先把它視為慢性缺水，哪一部位疼痛，哪一部位就缺水。如果識別不了身體的缺水信號，這無疑會使問題複雜化，人們很容易把這些信號看成是某些嚴重疾病的表現，採用各種複雜的治療手段，

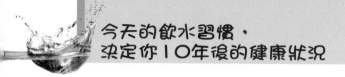

患者被迫接受各種藥物治療。

慢性疼痛包括消化不良性疼痛、風濕性疼痛、心絞痛、腰部疼痛、間歇性跛行、偏頭痛和持續性頭痛、腸炎疼痛和與之相關的便秘，等等，對這些疼痛，應首先用調整日常飲水量的方法來治療，每24小時不少於2.5升，就可以改善這些不適症狀；當然，前提是先確認病人的腎功能有足夠的排尿能力，以避免水在體內積存。

胃痛

F‧巴特曼醫學博士總結了用水治癒的3000多例消化不良疼痛患者的經驗，認為消化不良引起的疼痛是人體發出缺水的信號，這時只需要增加飲水量即可治療。他認為，脫水達到某種程度時，身體會急需水，任何東西都代替不了水，除了水，什麼藥物都不會奏效，因為胃的消化吸收過程，每時每刻都離不開水。

當我們喝下一大杯水時，水立即到達腸道並被吸收，歷經一個半小時後，大致等量的水才能通過黏膜的腺體層分泌到胃中，水從底層滲出，進入胃，為消化食物做準備。有了水，酶才能被啟動，食物才能分解成均勻的微粒狀流體進入腸道，進行消化過程的下一階段。

黏膜腺體層面上有一層黏液，位於胃組織的最裡層，黏液的98%是水，另有2%的固體是吸附水分的「架構」，這個黏液水層是天然的緩衝區，能中和胃酸，阻止胃酸對胃的侵害，有保護胃黏膜的作用，但其功能的發揮有賴於水的攝取，尤其是在攝入各種固體食物之前，因為固體食物會刺激胃腺體製造胃酸，因此，水是防止胃酸侵害的唯一天然物質。

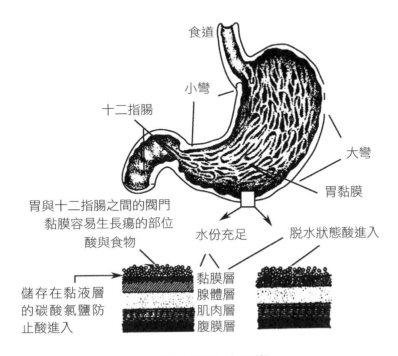

食道

小彎

十二指腸

大彎

胃黏膜

胃與十二指腸之間的閥門
黏膜容易生長瘍的部位
酸與食物

水份充足

脫水狀態酸進入

儲存在黏液層
的碳酸氫鹽防
止酸進入

黏膜層
腺體層
肌肉層
腹膜層

缺水對胃的影響

便秘及腹痛

　　左下腹出現疼痛，往往與便秘有關，通常是持續缺水所致。大腸的重要功能之一是吸收大便中的水分，以免在消化食物的過程中失去太多水分，要保證大便順利通暢，必須喝一定量的水，在脫水狀態下，食物殘渣的含水量自然小於正常含水量，由於食物殘渣蠕動的速度減慢，大腸就得加強吸收擠壓作用，大腸中固體殘渣的最後一點水分也被吸走，因此，便秘是脫水症的主要症狀。

　　若攝入食物較多，輸送到大腸的固體廢物就會增加，加重排便負

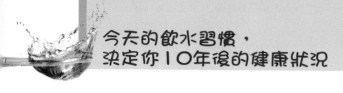

擔，這時就會引起疼痛，如果遇到這種情況，人們應該首先想到是身體缺水的信號，要及時攝入足量的水，使排便通暢，左下腹疼痛就會消失。

關節疼痛

人體的關節表面都有軟骨墊，這種軟骨層非常結實而有韌性，覆蓋並分離關節的骨組織。軟骨層含有大量的水分，為關節運動提供必要的潤滑劑，使關節在運動時自由順暢地滑動。軟骨水量充足時，摩擦損傷最低，在脫水狀態下，軟骨的「磨損」率會大大增加，而關節表面缺水會造成嚴重的損傷，直到骨骼表面全部裸露，最終發生骨關節炎，進而產生關節疼痛，所以要治好這種關節疼痛就必須定時增加飲水量，使關節軟骨得到足夠的水分，以充分修復骨骼的磨損部分。

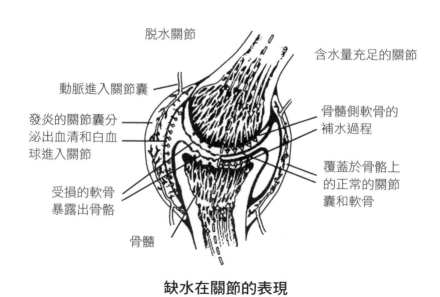

缺水在關節的表現

頸肩腰腿痛

　　頸肩腰腿痛多是由於頸椎及腰椎病變所致，尤其是椎間盤，身體重量是由23塊椎盤和24塊椎骨支撐的，腰椎間盤核裡的水具有支撐上半身重量的作用，人體上半身重量的75%由椎間盤核中的水支撐，25%的重量由椎間盤周圍的纖維組織支撐。水不僅承載著體重的壓力，也承受著肌肉運動對關節的拉力，也是所有關節的潤滑劑。

　　水提供了椎間盤負重最基本的液壓支撐，一旦缺水，身體各個部位都會受到影響，尤以椎間盤與之相連的關節首當其衝，第四、五腰椎間盤有95%的機率會受到影響，故臨床腰椎間盤脫出症也是這一部位最常見的病症。因此，當你出現頸肩腰腿痛時，不要忽視了是因椎間盤缺水而致，及時補充水分或許能解決問題。

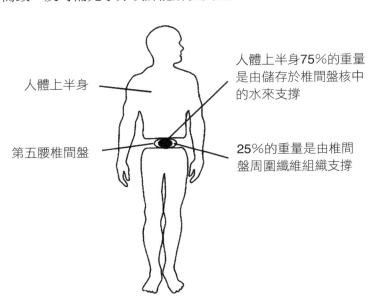

人體上半身

第五腰椎間盤

人體上半身75%的重量是由儲存於椎間盤核中的水來支撐

25%的重量是由椎間盤周圍纖維組織支撐

缺水對腰椎間盤的影響

痛風

　　痛風是現代文明病之一，發病原因主要是由於血中的尿酸濃度增高，尿酸結晶增加並堆積在組織中，從而引發關節的紅、腫、熱、痛等炎性症狀。這種病主要見於中老年男性，與生活習慣有關，多數病人有嗜酒習慣，嗜食肥膩、海鮮，體態肥胖，多有高血壓、糖尿病、高血脂等疾病伴發。

　　每100毫升水能溶解11.7毫克尿酸，若痛風病人每天能飲用3000毫升以上的弱鹼性水，就有利於促進尿酸排泄。改變病人的酸性體質對痛風患者很重要，並且多飲水是醫生治療痛風的主要方案之一。

腎結石

　　腎結石的形成過程是某些因素造成尿中晶體物質濃度升高，使其溶解度降低，呈過飽和狀態，析出結晶並在局部生長、聚集，最終形成結石。過飽和狀態的形成常見於以下原因：

　　1.尿量過少。

　　2.尿中某些物質的絕對排泄量過多，如鈣、草酸、尿酸、胱氨酸和磷酸鹽等。

　　3.尿pH變化，尿pH下降（＜5.5）時，尿酸飽和度升高，尿pH升高時，磷酸鈣、磷酸銨鎂和尿酸鈉飽和度升高。

　　正常尿液中含有某些物質能抑制結晶的形成和生長，如焦磷酸鹽抑制磷酸鈣結晶形成，黏蛋白、枸橼酸和鎂則抑制草酸鈣結晶形成，尿中這些物質減少時就會形成結石。

　　成核作用（包括同質成核和異質成核）也是形成腎結石的原因之一，同質成核指一種晶體的結晶形成，以草酸鈣為例，當出現過飽和

狀態時這兩種離子形成結晶，離子濃度越高，結晶越多越大；異質成核指如兩種結晶體形狀相似，則一種結晶能作為核心促進另一種結晶在其表面聚集和生長，如尿酸鈉結晶能促進草酸鈣結晶形成和生長。尿中結晶形成後停留在局部生長，有利於發展為結石。小的結晶和小結石可被尿液沖流而排出體外。

有機基質也能促進結晶黏合，形成一定形狀的結石，至於其他形成結石的原因還包括：

●**鈣尿**：持續高鈣尿是腎結石患者最常見的獨立異常因素，引起的結石多為草酸鈣結石，改善高鈣尿能有效防止腎結石生成和復發。

●**草酸尿**：正常人每日尿草酸排量為15～60毫克，草酸是除鈣以外腎結石的重要組成成分。

●**尿酸尿**：正常人一般每日尿酸排量為13毫摩爾，高尿酸尿是10%～20%草酸鈣結石患者的唯一原因，有人稱之為「高尿酸性草酸鈣結石」，並作為一個獨立的腎結石類型。

●**尿pH**：尿pH改變對腎結石的形成有重要影響，尿pH降低有利於尿酸結石和胱氨酸結石形成；而pH升高有利於磷酸鈣結石（pH＞6.6）和磷酸銨鎂結石（pH＞7.2）形成。

●**尿量**：尿量過少則尿中晶體物質濃度升高，有利於形成過飽和狀態，約10%腎結石患者每日尿量少於1升。

由此可知，缺水使體液減少，尿液濃度過高，尿酸鹽結晶和鈣質沉積而形成結石，所以腎結石的形成是與長期脫水有密切關係。要想預防腎結石的形成必須多飲水，如果已經出現了腎結石，為避免結石繼續增大或使結石排出體外，就要足量飲水，尤其是要飲好水、健康水。腎結石依其化學成分大致分為含鈣結石和不含鈣結石，含鈣結石

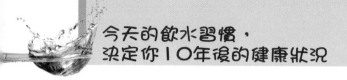

占80.95%，主要由草酸鈣和磷酸鈣組成，除大量飲水外，尚需根據結石成分調整飲食。

腎結石病人的飲水建議如下：

1.飲水量：成年男性患者飲水量為2500～3000毫升/日，女病人、心肺腎功能正常的老年患者為2000～2500毫升/日，小兒酌減。夏季可適當增加飲水量，維持尿量2000～3000毫升/日以上。

2.飲水方法：飲水量要分佈全天，結石成分的排泄多在夜間和清晨出現高峰，因此除白天要大量飲水外，睡前、睡眠中、起床排尿後也須飲水300～500毫升。一般一次飲水300毫升左右，活動時可略增加飲水量，多飲水可沖洗泌尿系統結石，也可稀釋尿液，改變pH。

3.飲用水：宜用溫度適宜的磁化水（使用磁化杯），因磁化水具有較強的溶鈣能力，能降低鈣鹽的飽和度，抑制鈣結石的再形成。

過敏性哮喘

哮喘是支氣管炎和支氣管痙攣引起的呼吸道疾病，多數與過敏有關，主要表現為呼吸急促而困難，嚴重時可使人窒息。

治療哮喘及過敏症多數都應用各種抗組胺藥物，組胺是一種重要的神經傳遞素。當身體缺水時，組胺的數量會大幅度增加，活躍性也迅速增強，肺部釋放的組胺增加導致支氣管痙攣和收縮，組胺使體內分泌出更多的黏液而阻塞支氣管，所以出現哮喘呼吸困難。

病人在哮喘發作時，由於呼吸的加快加深而失去大量水分；加上哮喘發作時，病人往往大汗淋漓，也是失水途徑；哮喘患者常服用藥物來治療，該類藥不僅有平喘作用，且大多有利尿作用，從而使尿量增多導致脫水；也由於喘得厲害，病人顧不上飲水，使失水更加嚴

重。所以，哮喘是一種和失水密切相關的疾病，絕大多數支氣管哮喘病人，在發作時已處於失水狀態，病人支氣管內的痰液變得黏稠且不易咳出，甚至堵塞支氣管，造成呼吸困難加重，有實驗證明，水具有強有力的抗組胺特性，當身體得到充足的水分以後，組胺的產生及過量分泌就會相應得到遏制。因此，治療哮喘症及時補充水分是很重要的措施，不可忽視。

腦損傷

大腦是支配人體各項功能的「司令部」，人大腦的重量平均為1.4公斤，雖然僅占身體總量的1/50，但獲得血液循環量卻占到了全身的20%左右，大腦的水分約占90%，因而大腦總是處在一種特殊液體環境的浸泡中，這種液體（腦脊液）是保護大腦的重要物質，其作用一是大腦受刺激時提供減壓作用，二是通過毛細血管過濾腦細胞產生的廢物並將其運走。所以大腦對水分流失極為敏感，假如大腦的含水比例從85%降為84%，且持續較長時間，大腦功能將受到影響。大腦功能受影響的表現是全身性、多方面的，即刻出現的表現有：疲勞、心煩、急躁、焦慮感、面部潮紅灼熱、昏昏欲睡、精神渙散、精力不能集中、心情沮喪，甚至精神抑鬱。要緩解以上症狀，需儘快補足水分，可有立即效果。

癌症

健康人體內一旦有癌細胞形成，都會被健康的吞噬細胞所吞噬，而癌症患者體內對癌細胞的刺激失去了抵抗力，使癌細胞得以生長。

癌症的發生與腸道微生物及人的免疫功能失調有關，只要堅持

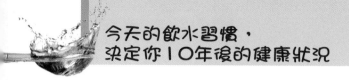
飲好水，腸道內微生物的棲息狀態好，則抑癌的免疫功能就能保持旺盛，癌症就不會發生。反之，腸內微生物的恆常狀態被破壞，會大量產生亞硝基化合物等致癌物質，並使抑制癌症的免疫能力下降，使身體失去識別並摧毀異常細胞的能力，無法使某些異常的原始基因予以清除，則容易發生癌症。

有專家研究認為，癌細胞與正常細胞內的溶液不同，即癌細胞DNA與正常細胞DNA周圍的細胞液及組織液不同。DNA的正常，有賴於體內良好的水環境，而癌症是由於細胞的基因突變所產生的。DNA在變異之前，細胞液就出現了異常現象，也就是說，細胞在癌變前不是無故突然發生變異的，而是由於細胞液中水的性質發生惡化所引起的，是可以預知和預防的。

傳統預防癌症的對策只是強調了膳食結構，而忽視了飲用健康水的重要性。當然，從膳食加以注意對人體是有益的，但如果長期飲用含有多種有害物質、被污染的水，或食用被污染的水所種植的糧食、蔬菜和水果等，那麼癌症的發病率肯定會升高。

如果堅持長期飲用健康水，就能改變胃腸道食物的異常發酵，清除多餘的活性氧及自由基，恢復腸內微生物的恆常性，提高腸內微生物抑制癌症的免疫能力，避免癌症發生。改變體內水的狀態，還可增強人體抵抗力，使人保持在健康狀態。即使已患上癌症，經過手術、藥物、放療、化療的患者也應飲好水，以減輕治療帶來的不良反應，增強體質，控制發展，使病情穩定。

水是最實惠的藥。身體脫水貌似無關緊要，但遲早會引起大病，關注並調整日常飲水，可以預防現代人易罹患的許多疾病。

第十二章
乳及乳製品的選用

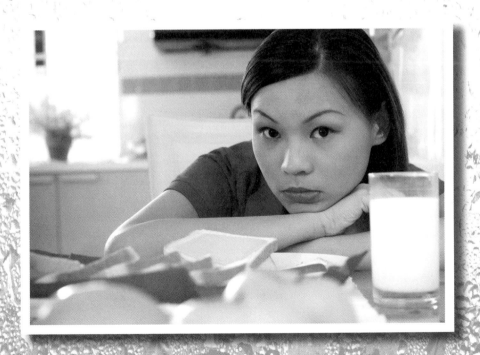

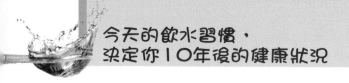
 1 人體健康需要奶營養

　　乳通常是指母奶、牛奶、羊奶等，是人和哺乳動物繁衍後代而分泌的乳汁，乳製品則是由乳為原料經科學配方，工藝技術加工而成。乳和乳製品營養豐富，含高品質蛋白質、脂肪、碳水化合物、大量維生素、礦物質，是天然鈣質的極好來源，因而奶類被譽為「最接近於完善的食品」，為營養價值極高的食物。

　　人類的生存繁衍離不開乳，乳汁是哺乳動物出生後唯一的食物。新鮮乳汁不僅含有其他食物所含的全部營養，還含有世上千萬種食物所沒有的生物活性物質，有人稱之為「命脈素」，可見乳之寶貴。無論從消化利用率還是從生理、生物學價值來衡量，對初生兒來說，乳和乳製品的營養價值是自然界中任何食物所無法比擬的。

　　世界衛生組織推薦的每人每日膳食鈣供給量為800～1200毫克，國家營養學會推薦成人每天攝入鈣量為800～1000毫克，老人和兒童為1000毫克，孕婦為1200毫克，而奶及乳製品鈣含量豐富，足量應用奶及乳製品是補鈣的良好途徑。

 2 人乳——白色的血液

人乳含有新生兒所需要的全部物質

　　母乳是婦女分娩後所產生的乳汁，營養非常豐富，含有新生兒所需要的全部物質。人乳中的生長因數多達40種，能促進嬰兒免疫系統發展，防止消化道功能紊亂。人乳中的蛋白質其乳清蛋白高達60％，

能形成較軟的乳凝塊，易於消化吸收，牛奶中的蛋白質主要是酪蛋白，含乳清蛋白僅約22%，不如人乳易消化吸收。

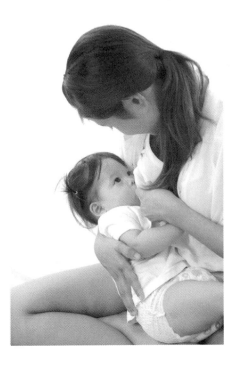

人乳中含有豐富的免疫物質，如各種免疫球蛋白、免疫細胞、溶菌酶、乳鐵蛋白等，是天然防禦腸道及呼吸道疾病的物質，所以吃母乳的孩子較強壯。人乳中亦含有多種維生素，如維生素A、維生素B族、維生素C等，含量均高於牛奶。

人乳中脂肪含量在每升700千卡以上，人乳中的脂肪比牛奶中的顆粒小，易於消化吸收。而人乳含鈣量雖少於牛奶，但鈣、磷比例合適，較牛奶中的鈣容易吸收。人乳中礦物質總量也少於牛奶，這對嬰兒尚不成熟的腎排泄功能是很合適的。

人乳含鋅豐富，且較牛奶中的鋅易於吸收，母乳餵養的嬰兒少有缺鋅症狀。人乳中的牛磺酸含量是牛奶的10倍，牛磺酸可增加腦神經細胞，促進大腦發育，在大腦高度發育的嬰兒時期，唯有從母乳中獲取這種營養成分，缺乏時將影響嬰兒的智力發育。

人乳中較多的銅元素對保護嬰兒心血管有積極作用，可減少成年後患冠心病的機率。人乳中還含有多種抗體及免疫球蛋白，可預防嬰兒成人後患上糖尿病，且人乳餵養的嬰兒極少有過敏反應。

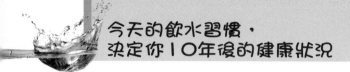
人乳中脂肪酸比例適宜，尤其對體弱兒和早產兒有益，不易引起脂肪性的消化不良。人乳中天然乳糖含量豐富，比例適當，為嬰兒提供能量，在腸道中被乳酸菌利用產生乳酸，能抵制大腸桿菌的生長，減少嬰兒腹瀉，適合嬰兒生長發育需要。

中醫認為，母乳可補血、益氣、滋陰、安神益智、長筋骨，不僅對嬰兒，對老弱病者也是一種高品質的滋補品。初乳是新產婦頭5～6天內分泌的乳汁，含有大量的活白血球，是成乳的250倍，還含有大量的抗體及免疫球蛋白，具有極強的殺菌作用，能抵抗呼吸道和腸道疾病的感染，使嬰兒增加對疾病的抵抗力。

初乳中的維生素D、硫酸鹽類具有預防早期佝僂病的作用，所含維生素E是成乳的3倍，可預防新生兒貧血。

母乳與牛奶營養的差別

1.蛋白質含量不同：母乳含蛋白質1.2%左右，且大部分是乳蛋白，這種蛋白質在嬰兒胃內形成的乳凝塊較小，容易被消化吸收，因而營養價值高。牛奶含蛋白質是母乳的3.2倍，而且是以酪蛋白為主，這種蛋白質的乳凝塊大，不容易被消化吸收，因而營養價值沒有母乳高。牛奶易引起嬰兒消化不良、腹瀉或大便乾燥，也使腎臟的負擔加重。

2.脂肪含量不同：母乳中所含的脂肪以不飽和脂肪酸為主，其脂肪球小，容易被人體吸收利用；牛奶中的脂肪含量和母乳差不多，但含有人體必需的不飽和脂肪酸僅為母乳的1/3，大部分是不適於人體消化吸收的飽和脂肪酸及揮發性脂肪酸，而且牛奶脂肪顆粒較大，不易被嬰兒消化吸收。

3.**含糖量不同**：母乳中所含的糖主要是乳糖，其含量比牛奶高一倍。母乳中的乳糖完全溶解在乳液中，極易被消化吸收，同時乳糖可抑制腸道中大腸桿菌的生長及促進鈣的吸收。另外，母乳中還有一種糖是促進腦神經發育的主要成分，而在牛奶中缺乏這種糖；牛奶中含糖低，所以在喝牛奶時需要加糖，加糖過多又會影響鈣的吸收，互相矛盾。

4.**母乳中含有嬰兒必需的礦物質，如鐵、銅、鋅、鈣、磷等**：鐵是造血的主要原料，銅是嬰兒神經系統發育所必需的物質，鋅與嬰兒的智力發育有關。上述這些礦物質在牛奶中的含量都比較低。另外，母乳中鈣、磷搭配比例合適，容易被吸收，故母乳餵養的嬰兒不易患佝僂病。牛奶中鈣、磷的含量雖然比母乳高，但由於其比例使嬰兒難以吸收，所以牛奶餵養的嬰兒佝僂病發病率較高。

5.**母乳中含有嬰兒所需要的各種抗體**：吃後能增強嬰兒的抵抗力，可有預防疾病的作用，牛奶則幾乎沒有嬰兒所需要的抗體。

 3 牛奶是人們最喜愛

牛奶的營養價值

隨著社會的發展，穀類食品，如大米、小麥等已經不能滿足人們的營養基本需要，對於強壯體質所需要的優質蛋白越來越受到人們歡迎，而牛奶中恰恰含有大量優質蛋白和鈣，能夠滿足人體的需要。

牛奶中80%～90%的成分都由水構成，蛋白質和脂肪的含量各占3%，普通的水經過動物身體的孕育之後，便具有較高的營養價值，所

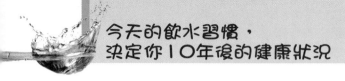
以說牛奶中的水也是精華。

　　牛奶是接近完美又易取得的營養食品，其營養價值概括為以下幾個方面：

　　1.含有大量營養素：牛奶的奶蛋白是全價的蛋白質，主要是酪蛋白、白蛋白、球蛋白、乳蛋白等，所含的20多種氨基酸中有人體必需的8種氨基酸，其消化率高達98％。乳脂肪是高品質的脂肪，品質最好，其消化率在95％以上，且含有大量的脂溶性維生素。牛奶中的乳糖是半乳糖和乳糖，是最容易消化吸收的糖類。奶中的礦物質和微量元素都是溶解狀態，且各種礦物質的含量比例，特別是鈣、磷的比例比較合適，很容易消化吸收；所含的乳糖可促進人體對鈣和鐵的吸收，增強腸胃蠕動，促進排泄；含有的鐵、銅及維生素A有美容作用，使皮膚保持光滑、豐滿；含有的鎂能緩解心臟和神經系統疲勞。含有的鋅能促進傷口更快地癒合；含有的鉀可使動脈血管壁在血壓高時保持穩定，減少中風危險；含有的碘、卵磷脂能大大提高大腦的工作效率。

　　2.具有抑制腫瘤的物質：牛奶含有一種CLA的物質，能有效破壞人體內有致癌危險的自由基，並能迅速和細胞膜結合，使細胞處於防禦致癌物質侵入的狀態，從而產生防癌作用。且牛奶中所含的鈣能在人體腸道內有效破壞致癌物質，使其分解改變成非致癌物質，並排出體外。牛奶中所含的維生素A、維生素B_2、維生素D等對胃癌和結腸癌都有一定的預防作用。牛奶中還含有多種能增強人體抗病能力的免疫球蛋白抗體，具防癌作用。

　　3.具有鎮靜安神作用：牛奶之所以具有鎮靜安神作用，是因為含有可抑制神經興奮的成分，如苯甲二氮，所以睡前喝一杯牛奶可促進

睡眠。

　　4.有減肥作用：美國田納西州大學的研究顯示，牛乳及乳製品有減肥作用。研究人員認為，乳製品中的鈣元素能幫助人體燃燒脂肪，促進機體產生更多能降解脂肪的酶，但前提是要積極進食低脂或脫脂乳製品。若認為乳製品含有高脂肪和熱量，為了減肥而不吃乳製品這種觀點是錯誤的。

牛奶的正確飲用方法

　　牛奶是營養豐富的食品，但牛奶並非簡單一喝就能產生營養價值，如果飲用不當，非但會影響營養吸收，還可能影響健康。飲用牛奶時應注意以下幾個問題：

　　1.飲用前要檢查包裝：在食用牛奶之前，要看包裝是否完整，並仔細閱讀包裝上的說明。一要看成分，否則就不知其含奶量，也難以判斷其品質；二要看生產日期、保質期和保存條件，如果不按條件保存，即使在保質期內也有可能變質；三要看生產廠家、位址和產品批准文號，以防假冒、偽劣產品混跡其中；四要看內在品質，鮮奶如出現沉澱、結塊或怪味現象，說明已經變質，不可食用。

　　2.早上飲用切忌空腹：一般晨起後會感到口乾，有些人就拿牛奶解渴，一飲而盡，這樣飲用，胃來不及消化，小腸來不及吸收，牛奶的營養價值也就無從體現。況且，如果單純以一杯牛奶作為早餐，熱量也是不夠的。因此，早上飲用牛奶時一定要與碳水化合物同吃，麵食、點心、餅乾等均可，也可與大米、麥片或玉米等做成粥加牛奶，即為牛奶粥。牛奶與碳水化合物同吃，一方面牛奶中所含的豐富賴氨酸可提高穀類蛋白質的營養價值，也可使牛奶中的優質蛋白質發揮其

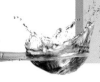
應有的營養作用。

3.小口飲用有利消化：進食牛奶時最好小口慢慢飲用，切忌急飲，對碳水化合物要充分咀嚼，不要狼吞虎嚥，這樣可延長牛奶在胃中停留的時間，讓消化酶與牛奶等食物充分混合，有利於消化吸收。

4.飲用時間：就營養而言，早上或晚上飲用無多大區別；按照習慣，以早上或晚上飲用者居多。一般來說，如果每天飲用2杯牛奶，可以早晚各飲1杯；如果每天飲用1杯，則早晚皆可。晚上飲用牛奶可在飯後兩小時或睡前一小時，這對睡眠較差的人會有所幫助，因為牛奶中含有豐富的色氨酸，具有一定的助眠作用。

5.飲用方式：牛奶煮沸後，其營養成分會受些影響，如B族維生素含量會降低，蛋白質含量會有所減少，但總的損失不會很大。飲用方式要看各人的習慣和腸胃道對冷牛奶的適應能力而定。一般而言，合格的消毒鮮奶只要保存和運輸條件符合要求，完全可以直接飲用。如果需要低溫保存的消毒鮮奶在常溫下放置超過4小時後，應該將其煮沸後再飲用，這樣比較安全。

6.品種因人而異：有些人喝了牛奶以後會出現腹脹、腹痛、腹鳴、腹瀉等症狀，醫學上稱之為「成人原發性乳糖吸收不良」。患有此症者可選食免乳糖的鮮奶及其製品，或直

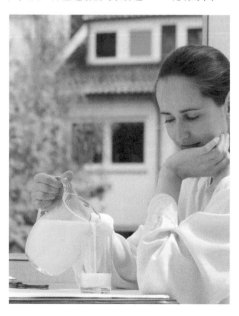

接喝優酪乳。全脂牛奶適合高脂血症和脂肪性腹瀉患者，老年人容易骨質疏鬆，可以喝添加鈣質的高鈣牛奶。

喝牛奶的注意事項

1.牛奶不能當水喝：有人認為，牛奶中含有大量水分，若以其代水既補了營養，又補充了水，一舉兩得。其實不然，因為牛奶是高滲性飲料，很多人都有這樣的感受，喝完牛奶後，常常會覺得喉嚨發乾。母乳與牛奶的差別在於牛奶更加黏稠，所含的脂肪和蛋白質更多，其消化需要一定的水分，若家長忽視給嬰兒補水，嬰兒身體會由於缺水而出現病理變化甚至死亡。正常人若飲入過多或在出汗、失水過多時飲用，容易導致脫水。

專家還指出，乳製品中含有一種酵素，會使咽喉部黏膜乾燥，可出現咽部不適感。此外，喝完牛奶後的口腔還為有害細菌提供了生存環境，這些細菌會分解乳製品中的蛋白，導致口臭等現象。有害細菌還會破壞口腔內的酸鹼平衡，生成牙菌斑，導致蛀牙、牙齦炎等一系列口腔問題。專家建議，喝完牛奶後最好馬上喝一小杯溫水，這樣既稀釋了牛奶的高滲性，又清潔了口腔，清除口腔內殘餘的牛奶，產生保護口腔和牙齒的作用。

由於牛奶中的鈣、鎂離子會和藥物生成絡合物，不宜用牛奶代水服藥，否則會影響藥效。因此在服藥前後一小時不要喝牛奶。

2.用微波爐加熱牛奶時間不宜過長：很多人喜歡用微波爐加熱牛奶，而牛奶中的維生素C、乳糖等都不耐高溫，如果用微波爐加熱牛奶的時間過長，不僅這兩種營養物質會流失，而且牛奶中的蛋白質受高溫作用，會由溶膠狀態變為凝膠狀態，導致牛奶中出現沉澱物，影

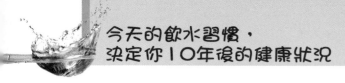
響乳品質量。

如果用微波爐加熱一杯250毫升左右的牛奶，加熱時間1分鐘左右即可。此外，由於一些微波爐加熱時會產生溫度不均勻現象，所以牛奶加熱結束後應攪拌一下再喝，防止被燙傷。如果牛奶的包裝盒上沒有注明類似「可用微波爐加熱」的說明，應將牛奶倒入微波爐專用容器內，再放入微波爐加熱。

3.**選擇牛奶要注意品質**：不要認為常溫奶和鮮奶營養一樣，專家指出，常溫奶採用的是超高溫滅菌法，即135℃不少於1秒的高溫暫態滅菌，這種方法在殺死牛奶中有害病菌的同時，也破壞了牛奶中的營養成分，而採用巴氏法殺菌的新鮮牛奶是在72～75℃條件下將牛奶中的有害微生物殺死，牛奶中對人體有利的營養物質能得以保留，因此常溫奶的營養成分和新鮮程度都不及採用巴氏法殺菌的新鮮牛奶。

4.**飲用牛奶要適量**：正常飲用牛奶不會導致蛋白質過量，一盒250毫升的牛奶中只有7～8克蛋白質，僅是人體一天所需蛋白質總量的1/100。成年人每天可飲用250毫升，兒童、青春發育期的少年、孕婦、乳母、50歲以上的中老年人每天可飲用500毫升。如果每天牛奶飲用量達到500毫升，最好選擇低脂或脫脂牛奶，防止脂肪攝入過多。

5.**牛奶應溫飲，不宜煮沸**：牛奶可加熱後飲用，但一定不要煮沸。煮沸後，牛奶蛋白質受高溫作用影響，會由溶膠狀態轉變成凝膠狀態，鈣出現沉澱，並且原本富含的維生素C和其他維生素被破壞，營養價值降低，且牛奶中的乳糖會發生焦化，而焦化乳糖可誘發癌症。

牛奶與其他食物同用的禁忌

1.**不要在牛奶中添加橘汁或檸檬汁**：因為橘汁、檸檬汁含有果

酸，果酸會使牛奶中的蛋白質變性，從而降低蛋白質的營養價值。

　　2.**不能與韭菜或菠菜一起吃**：牛奶與含草酸多的蔬菜混合食用會影響鈣的吸收。

　　3.**不能和酸性水果一起吃**：牛奶中的蛋白質80％以上為酪蛋白，如在酸性情況下，酪蛋白易凝集，導致消化不良或腹瀉，因此在食用牛奶或乳製品前後一個小時不宜食用酸性水果。

　　4.**不宜與巧克力一起吃**：牛奶富含蛋白質和鈣，巧克力中含有草酸，兩者同時食用會產生草酸鈣，影響鈣的吸收。

　　5.**不要與茶、咖啡一起飲用。**

選用牛奶要因人而異

　　按含脂量的不同，牛奶分為全脂、半脫脂、脫脂三類，其中全脂牛奶含有牛奶的所有成分，口感好，熱量高，適合少年兒童、孕婦和老年人飲用；半脫脂奶是一種大眾消費型牛奶，比較適合中年人飲用；高血壓、高血脂、血栓患者、糖尿病患者、肥胖者應飲用脫脂牛奶。另外，經常接觸鉛的人、乳糖不耐者、牛奶過敏者、反流性食管炎患者、腹腔和胃切除手術後的患者、腸道易激綜合症患者、膽囊炎和胰腺炎患者均不宜喝牛奶。

 4　羊奶對人體的補益

羊奶某些營養優於牛奶

　　《本草綱目》記載：「羊乳甘溫無毒，潤心肺、補肺腎氣」。羊

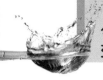
奶比牛奶容易消化，嬰兒對羊奶的消化率可達94%以上，如果消化功能不太好可以選擇羊奶。

羊奶中維生素E含量較高，可以阻止體內細胞中不飽和脂肪酸氧化、分解，延緩皮膚衰老，增加皮膚的彈性和光澤。羊奶中的上皮細胞生長因數對皮膚細胞有修復作用，所以適合婦女飲用，且上皮細胞生長因數可幫助呼吸道和消化道的上皮黏膜細胞修復，提高人體對感染性疾病的抵抗力。對於腦力勞動者來說，睡前半小時飲用一杯羊奶，具有一定的鎮靜安神作用。對於老年人來說，羊奶性溫，具有較好的滋補作用。

但很多人對羊奶的羶味不能接受。其實，只要在煮羊奶的時候放幾粒杏仁或一小袋茉莉花茶，煮開後，把杏仁或茶葉渣去掉，基本上就可以除掉羶味。

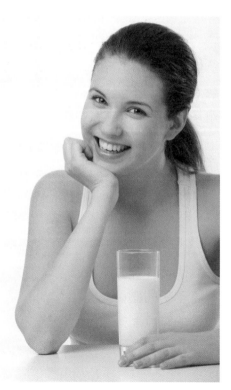

至於羊奶的營養價值，羊奶中含有200多種營養物質和生物活性因數，其中蛋白質、礦物質及各種維生素的總含量均高於牛奶；羊奶中乳固體含量、脂肪含量、蛋白質含量分別比牛奶高5%～10%；羊奶中的12種維生素的含量比牛奶要高，特別是維生素B和煙酸要高

1倍；羊奶的天然含鈣量是牛奶的2倍；羊奶的鐵含量較牛奶低。

羊奶利於被人體吸收和利用

羊奶的脂肪球與蛋白質顆粒只有牛奶的1/3，且顆粒大小均勻，所以更容易被人體消化吸收。羊奶中乳蛋白含量高，因此蛋白凝塊細而軟，也有助於被人體吸收利用。羊奶的脂肪結構中碳鏈短，不飽和脂肪酸含量高，呈良好的乳化狀態，更有利於機體直接利用。羊奶的酪蛋白結構與牛奶中的不同，在羊奶中主要含 α-2S酪蛋白，β-酪蛋白，這兩種酪蛋白易被酵母分解，而牛奶中主要含 α-1S酪蛋白，因此，對牛奶過敏和體質較弱的人群完全可以接受羊奶。

羊奶中的免疫球蛋白含量很高。免疫球蛋白在人體中的作用是抗生素類藥物不能替代的，通常感冒、流感、肺炎等由病毒引起的疾病，抗生素不僅不能有效地殺滅病毒，相反會給人體帶來很多副作用，免疫球蛋白則能有效地消滅病毒，保護人體不受傷害。

羊奶可與母乳比美

羊奶中的蛋白質結構與母乳相同，含有大量的乳清蛋白，且不含牛奶中可致過敏的異性蛋白，所以羊奶比其他乳製品更易於消化吸收，不會引起胃部不適、腹瀉等乳製品過敏現象，是任何體質的人都可以接受的乳製品。

羊奶的脂肪結構與母乳相同，多飲用也不會在體內形成脂肪堆積。羊奶中含有與母乳相近的豐富礦物質、微量元素、多種維生素、牛磺酸、二十二碳六烯酸等。羊奶中富含與母乳相同的上皮細胞生長因數（EGF），對人體鼻腔、血管、咽喉等黏膜有良好的修復作用，

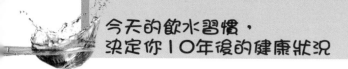

能夠提高人體抵抗感冒等病毒侵害的能力，減少疾病發生。

羊奶適合各類人群

1.增強嬰幼兒體質：對不能以母乳餵養的嬰兒，或是早產、體弱、易患病的孩子，因自身抵抗力差，選擇羊奶餵養能增強嬰幼兒體質。但新鮮山羊奶並不適合餵養新生兒，因為新鮮山羊奶蛋白質含量過高，維生素B和葉酸含量偏低，未經加工處理，餵養嬰兒3個月以上會引起嬰兒貧血。

2.適合給青少年補鈣：人體的不同生長期對鈣的需求量不同。幼兒期每天需鈣400～600毫克，兒童期每日需500～1000毫克，青少年期每日需1000～1200毫克，一般成年人每日需鈣量與兒童期相同。青少年是骨骼發育最旺盛的時期，這個時期尤其要注意，要保證攝取到足夠的鈣。

日常飲食中最優秀的富鈣食品是乳製品，而羊奶的鈣含量又比其他乳製品高。每100毫升羊奶的含鈣量是125～140毫克，遠高於牛奶。另外，羊奶中的鈣分子細小、鈣磷比例最接近1：1，乳糖分子小，這些因素都使鈣質能被充分吸收。

3.利於孕母營養：準備懷孕到懷孕3個月的孕母，除了應在飲食上注重蛋白質、維生素、鈣、鐵、鋅等營養素的攝入外，根據世界衛生組織的最新要求，還需要葉酸、二十二碳六烯酸（DHA）等以往沒有被重視的營養素；而到了懷孕中後期，由於胎兒生長發育較快，特別是骨骼發育迅猛，孕媽咪尤其需要攝入大量的蛋白質、脂肪、碳水化合物、礦物質、微量元素及維生素A、維生素B，當然，為了促進胎兒大腦及視網膜的發育，二十二碳六烯酸（DHA）、牛黃酸、葉酸等

也需要大量補充。羊奶是營養成分最全、最易被人體吸收的奶品，可以滿足上述孕母的營養需要。

4.適合女性美容養顏：羊奶中維生素E含量較高，可以阻止體內細胞中不飽和脂肪酸氧化、分解，起到延緩皮膚衰老，增加皮膚彈性和光澤的作用。羊奶中的上皮細胞生長因數對皮膚細胞有修復作用，可有效預防女性面部色斑的堆積與形成；此外，羊奶的脂肪球體積明顯小於牛奶，容易吸收，且不會在體內形成脂肪堆積，所以能夠幫愛美女性在攝取充足營養的同時，保持苗條身材。

5.減輕壓力，鎮靜催眠：由於羊奶極易被消化，晚間飲用不會成為消化系統的負擔，還不用擔心脂肪堆積，影響身材。

6.適合體虛的老年人：羊奶性溫，對身體較為虛弱的老年人具有極好的滋補作用，羊奶不僅能夠補充營養，恢復元氣，增強體力，而且因為鈣含量高，還能防止老年人常見的骨骼軟化疏鬆，延緩衰老，並能預防高血壓。

5 優酪乳

優酪乳是以新鮮牛奶為原料，經過殺菌後再向牛奶中添加有益菌（發酵劑），發酵後再冷卻製成的一種乳製品。優酪乳不但保留了牛奶的所有優點，而且某些營養經過加工後還揚長避短，成為更適合人體的營養保健品。

優酪乳的營養成分

1.牛奶在發酵製成優酪乳的過程中，奶中20%左右的糖、蛋白質

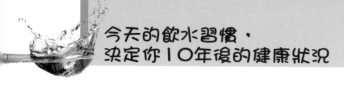
被分解成為小的分子，如半乳糖和乳酸、小的肽鏈和氨基酸等。

2.奶中脂肪的含量一般是3%～5%，經發酵後，其中的脂肪酸可比原料奶增加2倍。這些變化使優酪乳更易被消化和吸收，各種營養素的利用率因此得以提高。

3.優酪乳除保留鮮牛奶的全部營養成分外，在發酵過程中乳酸菌還可產生人體營養所必需的多種維生素，如維生素B_1、維生素B_2、維生素B_6、維生素B_{12}等。

4.鮮奶中鈣含量豐富，發酵後鈣等礦物質都不發生變化，但發酵後產生的乳酸可有效提高鈣、磷在人體中的利用率，所以優酪乳中的鈣、磷更易被人體吸收。

5.在優酪乳製作過程中，某些乳酸菌能合成維生素C，使維生素C的含量增加。

優酪乳不同於含乳飲料

市場上有一些由牛奶或奶粉、糖、乳酸或檸檬酸、蘋果酸、香料和防腐劑等加工配製而成的乳酸奶，不具備優酪乳的保健作用，購買時要仔細識別。

優酪乳和含乳飲料是兩個不同的概念。在配料上，優酪乳是用純牛奶發酵製成的，屬純牛奶範疇，其蛋白質含量不少於2.9%，其中調味優酪乳蛋白質含量不少於2.3%，而含乳飲料只含1/3的鮮牛奶，配以水、甜味劑、果味劑，所以蛋白質含量不到1%，其營養價值和優酪

乳差異甚遠，不能用來代替牛奶或優酪乳。

含乳飲料又可分為配製型和發酵型，配製型成品中蛋白質含量不低於1％，稱為乳飲料；發酵型成品中蛋白質含量不低於0.7％，稱為乳酸菌飲料，都有別於真正的優酪乳或牛奶。

優酪乳對疾病和健康的影響

1.優酪乳能將牛奶中的乳糖和蛋白質分解，有促進胃液分泌、提高食欲、增加消化和吸收的作用。

2.優酪乳中的乳酸菌能減少某些致癌物質的產生，同時也能抑制腸道內腐敗菌的繁殖，並減弱腐敗菌在腸道內產生的毒素，維持腸道內的正常菌群平衡，調節腸道有益菌群達到正常水準。

3.優酪乳有降低膽固醇的作用，有實驗證明，甚至在不用任何藥物的情況下，每餐飲用約240克優酪乳，一周後可見膽固醇降低。

4.優酪乳中的乳酸不但能使腸道中的弱鹼性物質轉變成弱酸性，還能產生抗菌物質，對人體具有保健作用。

5.優酪乳中含有一種生長活性因數，能增強機體免疫功能，有利於身體健康。

飲用優酪乳應注意的事項

1.**早產兒和患胃腸炎的嬰兒不宜喝優酪乳**：他們的消化道功能尚不健全，儘管優酪乳中由乳酸菌生成的抗生素能抑制和消滅很多病原體微生物，但同時也破壞了其體內有益菌的生長條件，同時也影響正常消化功能。

2.**牛奶過敏者不宜喝優酪乳**：避免引發過敏反應。

3.**優酪乳不要空腹喝**：空腹時胃內的酸度大，乳酸菌易被胃酸殺死，保健作用減弱。飯後2小時左右是喝優酪乳的最佳時間。

4.**優酪乳不宜與抗生素同服**：一般應間隔4～6小時。氯黴素、紅黴素等抗生素、磺胺類藥物可殺死或破壞優酪乳中的乳酸菌，使之失去保健作用。

5.**優酪乳飲後要及時漱口**：優酪乳中的乳酸對牙齒有很強的腐蝕作用，所以喝完優酪乳後要及時漱口，或者最好使用吸管，可以減少乳酸接觸牙齒的機會。

6.**優酪乳不要長期貯藏**：優酪乳需在2～4℃冷藏，隨著保存時間的延長，優酪乳的酸度會不斷提高而使優酪乳變得更酸，如果保存條件好，優酪乳不易變壞，否則優酪乳會生菌變質。

7.**優酪乳不能加熱喝**：優酪乳一經加熱，所含的大量活性乳酸菌便會被殺死，喪失了營養價值和保健功能。

第十三章
各類飲品對人體的利與弊

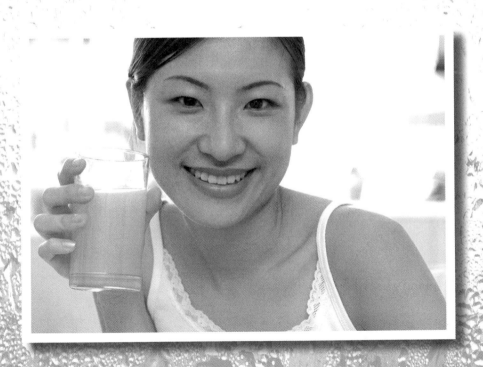

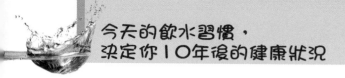

1 飲料的概況

飲料是指以水為基本原料，由不同配方和製造工藝生產出來，供人們直接飲用的液體食品。飲料除提供水分外，不同品種的飲料還含有不同量的糖、酸、乳以及各種氨基酸、維生素、無機鹽等營養成分，有一定的營養價值。

飲料一般可分為含酒精飲料和無酒精飲料。酒精飲料指含有一定乙醇（酒精）的供人們飲用的飲料，包括各種發酵酒、蒸餾酒及配製酒；無酒精飲料是指酒精含量小於0.5%（v/v），以補充人體水分為主要目的的流質食品。無酒精飲料又稱軟飲料，可分為果蔬汁飲料類、蛋白飲料類、包裝飲用水類、茶飲料類、咖啡飲料類、固體飲料類、特殊用途飲料類、植物飲料類、風味飲料類等類別。

飲料無法完全代替水，適量飲用飲料對人體沒有危害，但如果過量飲用，或完全以飲料代替飲水，則可能引起一些健康問題。由於飲料中含糖量過高，過量飲用可導致糖攝入過多，熱量攝入增加，容易引起肥胖。

2 碳酸飲料對人體的利與弊

碳酸飲料的種類及成分

碳酸飲料主要成分包括：碳酸水、檸檬酸等酸性物質、白糖、香料，有些含有咖啡因、人工色素等，除糖類能給人體補充能量外，充氣的「碳酸飲料」中幾乎不含營養素。

實施食品生產許可證管理的碳酸飲料（汽水）類產品是指在一定條件下充入二氧化碳氣的飲料，包括碳酸飲料、充氣運動飲料等，不包括由發酵法自身產生二氧化碳氣的飲料，成品中二氧化碳的含量（20℃時體積倍數）不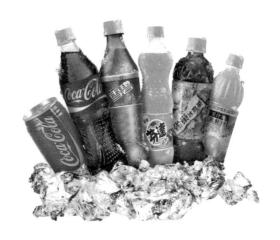低於2倍。碳酸飲料主要成分為糖、色素、甜味劑、酸味劑、香料及碳酸水等，一般不含維生素，也不含礦物質。

碳酸飲料含有的氣體即二氧化碳，二氧化碳會刺激胃液分泌，胃酸過多容易感覺腹脹，降低食欲，而減少日常飲食攝入。飲食中若營養素攝取不足，會影響正常生長發育、學習效果、運動成績、工作表現和身體健康，所以碳酸飲料不宜過量飲用，尤其是對處於求學階段的青少年來說更是如此。

碳酸飲料含糖量高，一罐355毫升的可樂，大約含有35克糖，相當於140卡熱量，或相當於半碗飯的熱量。不過，只有熱量相等，營養素卻相差很大，因糖只含有熱量，其他營養素一點也沒有，是空有熱量的空卡食物或垃圾食物。經常飲用會使體重增加，同時也易養成嗜甜的不良飲食習慣，只喜歡喝有甜味的水，而不喜歡喝白開水。另外，糖對牙齒健康也有不良影響。

碳酸飲料的另一成分為磷酸，磷酸會降低體內鈣、鐵的吸收，影響骨骼生長及身高的正常發育，並影響造血。

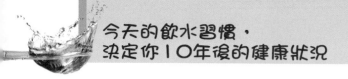
碳酸飲料對人體的影響

1.**對骨骼的影響**：碳酸飲料大部分都含有磷酸，磷酸會影響鈣的吸收，導致骨質疏鬆。隨著年齡的增長，人體對鈣的吸收率逐漸下降，故中老年人容易發生骨質疏鬆，特別是老年婦女。有研究顯示，長期大量飲用碳酸飲料，特別是奶及乳製品又攝入不足，非常容易引發骨質疏鬆，這主要是由於大部分碳酸飲料都含有磷酸，大量磷酸的攝入就會影響鈣的吸收，引起鈣、磷比例失調，從而影響到骨骼和牙齒的生長和發育。

孕婦在懷孕期間容易缺鈣，所以也應該儘量少喝碳酸飲料。

正值生長發育期的兒童與青少年，需要充分的鈣質使骨骼正常生長發育，維持良好的骨骼新陳代謝，並使骨骼密度達到最佳狀況，一旦鈣缺失，對於少年兒童身體發育損害非常大。有資料顯示，經常大量喝碳酸飲料的青少年，發生骨折的危險是其他青少年的3倍。

2.**影響鐵的吸收**：酸會影響鐵的吸收。鐵是製造血液的主要材料之一，磷酸阻礙鐵的吸收，會引起缺鐵性貧血，尤其是青春期少女鐵的需要量更高，因為每個月的月經會固定損失大量鐵質，所以愛喝碳酸飲料的女孩更容易發生缺鐵性貧血。

3.**影響人的體質**：為了便於保存，取得誘人的口感，飲料中無一例外的加入食品添加劑。營養學家認為，健康的人體血液應該呈弱鹼性，而飲料中添加碳酸、乳酸、檸檬酸等酸性物質較多，又由於近年來人們攝入的肉、魚、禽等動物性食物比重越來越大，許多人的血液呈酸性，如再攝入較多的碳酸飲料，使血液長期處於酸性狀態而呈酸性體質，會使人容易疲勞，精神萎靡，呈亞健康狀態。免疫力也會下

降，各種致病的微生物乘虛而入，人容易感染各種疾病。

4.**對消化及代謝功能的影響**：研究表明，足量的二氧化碳在飲料中能有殺菌、抑菌的作用，還能通過蒸發帶走體內熱量，產生降溫作用。不過，如果碳酸飲料喝得太多對腸胃是沒有好處的，而且還會影響消化，因為大量的二氧化碳在抑制飲料中細菌的同時，對人體內的有益菌也會產生抑制作用，所以消化系統功能就會受到破壞。特別是年輕人，一下子喝得太多，釋放出的二氧化碳很容易引起腹脹，影響食欲，甚至造成胃腸功能紊亂。

飲料中過多的糖分被人體吸收，就會產生大量熱量，長期飲用容易引起肥胖，且會增加腎臟負擔，這也是引起糖尿病的原因之一。

5.**對神經系統的影響**：妨礙神經系統的衝動傳導，容易引起兒童多動症。

6.**對人體細胞的影響**：英國一項研究結果顯示，部分碳酸飲料可能會導致人體細胞嚴重受損，此次研究的焦點在於苯甲酸鈉的安全性。苯甲酸鈉是苯甲酸的衍生物，天然存在於各種漿果之中，目前被大量用作許多知名碳酸飲料的防腐劑。這項試驗結果證明：苯甲酸會破壞人體線粒體DNA中的一個重要區域，線粒體屬於人體細胞中的一個細胞器，被稱為人體細胞中的「能量工廠」，其功能是將細胞中的有機物當作燃料，使這些有機物與氧結合，轉變成二氧化碳和水，同時將有機物中的化學能釋放出來，供細胞利用。其以分解ATP來為人體提供95%的能量，我們的肌肉在收縮的時候，我們在思考的時候，線粒體都在時刻地工作著，為我們的神經元細胞和肌纖維細胞提供能量。研究人員指出，這些化合物會嚴重破壞線粒體DNA，從而完全阻止了線粒體的活動；換言之，它們讓線粒體罷工了。如果線粒體遭到

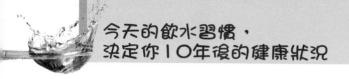
破壞，細胞就會出現嚴重故障，許多疾病就是與這種破壞相關的，如帕金森病和其他神經系統退化性疾病。

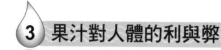

③ 果汁對人體的利與弊

果汁是以水果為原料經過物理方法，如壓榨、離心、萃取等得到的汁液產品。果汁按形態分為澄清果汁和混濁果汁，澄清果汁澄清透明，如蘋果汁，而混濁果汁均勻混濁，如橙汁；按果汁含量分為純果汁和果汁飲料。

果汁的營養

人們喝果汁大多是因為覺得有營養，而且好喝。許多人認為果汁可以代替水果，喝果汁可以補充水果中的營養成分（例如維生素C），所以，有些不愛吃水果的孩子家長就以果汁取而代之，有的還以此來取代飲用水，這種做法是錯誤的。果汁不能完全代替水果，更不能取代水，老人和小孩適量喝點果汁可助消化、潤腸道，補充膳食中營養成分的不足，成年人如果不能保證合理膳食，通過喝果汁適量補充一些營養也算是一種不錯的方法。還有些人不愛喝白開水，有香甜味道的果汁能使他們的飲水量增加，保證了身體對水分的需要，也是一種補水措施。

果汁中保留有水果中相當一部分的營養成分，例如維生素、礦物質、糖分和膳食纖維中的果膠等，口感也優於普通白開水。比起水和碳酸飲料來說，果汁的確有相當的優勢，但是大部分果汁之所以「好喝」，是因為加入了糖、甜味劑、酸味料、香料等成分調味後的結

果。需要提醒大家的是，果汁的營養和水果有相當大的差距，千萬不要把兩者混為一談，果汁不能完全代替水果。

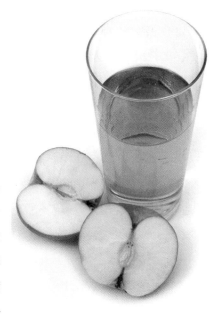

果汁與水果的差別：1.果汁裡基本不含水果中的纖維素；2.搗碎和壓榨的過程使水果中的某些易氧化的維生素被破壞了；3.水果中某種營養成分（例如纖維素）的缺失會對整體營養作用產生不利影響；4.在果汁生產的過程中有一些添加物是必然要影響到果汁營養品質的，如甜味劑、防腐劑、使果汁清亮的凝固劑、防止果汁變色的添加劑等；5.加熱的滅菌方法也會使水果的營養成分受損。因此，對於能夠食用新鮮水果的人來說，直接食用水果永遠是補充營養的最好選擇。

喝果汁的誤區

1.**以果汁代替水果：**新鮮的果汁的確是最接近鮮水果的飲品了，但喝果汁並不能代替吃水果。當水果壓榨成果汁時，果肉和膜被去除，只剩果汁，在這個過程中，維生素C也會減少；果汁類飲料通常要經過高溫消毒處理，不少營養成分也因此失去。另外，水果中的植物纖維也是有益健康的，但在榨汁時，這些植物纖維會被剔除。

2.**以果汁飲料代替白開水：**果汁雖然含有大量水分，但絕不能取

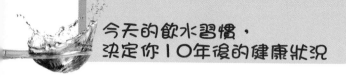
代白開水。並且果汁類飲料中或多或少會加入添加劑，如大量飲用會對胃產生不良刺激，還會增加腎臟過濾的負擔。

3.果汁喝得越多越好：果汁中含糖量太高，多數不能被人體吸收利用，而是從腎臟排出，長期過量飲用可能導致腎臟病變；另外，過多攝入果糖會引起消化不良和酸中毒。所以果汁不可過多飲用。

喝果汁之不宜

1.果汁不宜與某些藥物同服：果汁中含有大量維生素C，呈酸性，如將一些不耐酸或鹼性的藥物與果汁同服，不僅會降低藥效，還會引起不良反應，如磺胺藥與果汁同服會加重腎臟負擔，對患者健康不利。

2.不宜空腹喝果汁：空腹時不要喝酸度較高的果汁，先吃一些主食再喝，以免胃不舒服。不管是鮮果汁、純果汁還是果汁飲料，中餐和晚餐時都要儘量少喝，因為果汁的酸度會直接影響胃的酸度，大量的果汁會沖淡胃消化液的濃度，果汁中的果酸還會與膳食中的某些營養成分結合，影響這些營養成分的消化吸收，使人們在吃飯時感到胃部脹滿，吃不下飯，飯後消化不好，腹部不適。

 4 茶對人體的利與弊

茶中的有益成分

茶葉中所含的成分很多，將近500種，主要有咖啡鹼、茶鹼、可可鹼、膽鹼、黃嘌呤、黃酮類及甙類化合物、茶鞣質、兒茶素、萜烯

類、酚類、醇類、醛類、酸類、酯類、芳香油化合物、碳水化合物、多種維生素、蛋白質和氨基酸，氨基酸有半胱氨酸、蛋氨酸、谷氨酸、精氨酸等，茶中還含有鈣、磷、鐵、氟、碘、錳、鉬、鋅、硒、銅、鎂等多種礦物質。茶葉中的這些成分，對人體是有益的，其中尤以錳能促進鮮

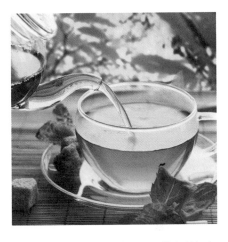

茶中維生素C的形成，提高茶葉抗癌作用；而茶葉具有藥理作用的主要成分是茶多酚、咖啡鹼、脂多糖等。

飲茶有益人體健康

英國人認為茶是健康之液，靈魂之飲，在我國被譽為「國飲」。現代科學大量研究證實，茶葉確實含有與人體健康密切相關的生化成分，茶葉不僅具有提神清心、清熱解暑、消食化痰、去膩減肥、清心除煩、解毒醒酒、生津止渴、降火明目、止痢除濕等藥理作用，還對現代疾病，如心腦血管病、癌症等有一定的藥理功效。可見，茶葉藥理功效之多，作用之廣，是其他飲料無可替代的。

茶對健康的作用有以下幾個方面：

1.延緩衰老：茶多酚具有很強的抗氧化性和生理活性，是人體自由基的清除劑，據研究證明，1毫克茶多酚清除對人體有害的過量自由基的效能相當於9微克超氧化物歧化酶（SOD），大大高於其他同類物質。

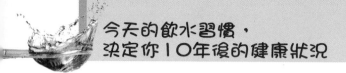
2.**預防心血管疾病**：茶多酚對人體脂肪代謝有著重要作用，人體的膽固醇、三酸甘油酯等含量高，血管內壁脂肪沉積，血管平滑肌細胞增生後形成動脈粥樣化斑塊，形成心血管疾病，茶多酚中的兒茶素ECG和EGC及其氧化產物茶黃素等，有助於使這種斑狀增生受到抑制，使形成血凝黏度增強的纖維蛋白原降低，凝血減輕，從而抑制動脈粥樣硬化。

3.**防癌抗癌**：茶多酚可阻斷亞硝酸銨等多種致癌物質在體內合成，並能直接殺傷癌細胞和提高機體免疫能力。資料顯示，茶葉中的茶多酚（主要是兒茶素類化合物），對胃癌、腸癌等多種癌症有預防和輔助治療作用。

4.**防治輻射傷害**：茶多酚及其氧化產物具有吸收放射性物質鍶90和鈷60毒害的能力，臨床試驗證實，對腫瘤患者在放射治療過程中引起的輕度放射病，用茶葉提取物進行治療，有效率可達90%以上；對血細胞減少症，茶葉提取物治療的有效率達81.7%；對因放射輻射而引起的白血球減少症治療效果更好。

5.**防治腸道疾病**：現代醫學研究證實，茶是腸道疾病的良藥，茶中的多酚類物質能使蛋白質凝固沉澱。茶多酚與單細胞的細菌結合，能凝固蛋白質，將細菌殺死，如把危害嚴重的霍亂菌、傷寒桿菌、大腸桿菌等放在濃茶湯中浸泡幾分鐘，多數會失去活動能力，因此，中醫和民間常用濃茶或以綠茶研末服之，治療細菌性痢疾、腸炎等腸道疾病。

6.**美容護膚**：茶多酚是水溶性物質，用來洗臉能清除面部的油膩，收斂毛孔，具有消毒、滅菌、抗皮膚老化、減少日光中紫外線輻射對皮膚的損傷等功效。

7.**醒腦提神**：茶葉中的咖啡因能促使人體中樞神經興奮，增強大腦皮質的興奮過程，產生提神益思、清心的效果。

8.**利尿解乏**：茶葉中的咖啡因可刺激腎臟，促使尿液迅速排出體外，提高腎臟的濾出率，減少有害物質在腎臟中滯留時間；咖啡因還可排除尿液中的過量乳酸，有助人體儘快消除疲勞。

9.**減肥**：茶葉所含的兒茶素、膽甾烯酮、咖啡因、肌醇、葉酸等多種成分，在綜合作用下，有預防和抑制肥胖的功效。日本人特別喜歡中國的烏龍茶，因為烏龍茶分解脂肪作用較強，可解除油膩、幫助消化，有減肥作用。

10.**預防蛀牙**：茶葉中含氟量較高，每100克乾茶中含氟量為10～15毫克，且80%為水溶性成分，若每人每天飲茶葉10克，則可吸收水溶性氟1～1.5毫克，氟離子與牙齒的鈣質有很大的親和力，能變成一種較難溶於酸的「氯磷灰石」，就像給牙齒加上一個保護層，提高了牙齒的防酸抗齲能力，且茶葉是鹼性飲料，可抑制人體鈣質的減少，這對預防齲齒、護齒、堅齒，都是有益的。

11.**護眼明目**：茶葉中的維生素C等成分，能降低眼睛晶體混濁度，經常飲茶對減少眼疾、護眼明目均有積極的預防作用。

喝茶的注意事項

1.**常喝濃茶會引起鈣質流失**：濃茶裡面的咖啡因會增加鈣質的排泄，所以喜歡喝濃茶的朋友應該注意鈣的補充。

2.**茶並非越新越好，喝法不當易傷腸胃**：由於新茶剛採摘回來，存放時間短，含有較多的未經氧化的多酚類、醛類及醇類等物質，這些物質對健康人群並沒有多少影響，但對胃腸功能差，尤其本身就有

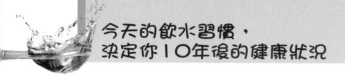
慢性胃腸道炎症的病人來說，這些物質就會刺激胃腸黏膜，原本胃腸功能較差的人更容易誘發胃病，因此新茶不宜多喝。此外，新茶中還含有較多的咖啡因、活性生物鹼以及多種芳香物質，這些物質會使人的中樞神經系統興奮，有神經衰弱、心腦血管病的患者應適量飲用，且不宜在睡前或空腹時飲用。正確的方法是放置半個月以後才可飲用。

3.**喝茶的時間最好在飯後：**空腹飲茶會傷身體，尤其對不常飲茶的人來說，空腹飲茶會抑制胃液分泌，妨礙消化，嚴重的還會引起心悸、頭痛等「茶醉」現象。

4.**晚上宜少飲或不飲茶：**平時情緒容易激動或比較敏感、睡眠狀況欠佳和身體較弱的人，晚上還是以少飲或不飲茶為宜；另外，晚上喝茶時要少放茶葉，不要將茶泡得過濃。

5.**隔夜的茶是不能喝的。**

5 咖啡對人體的利與弊

咖啡為世界三大飲料之一。咖啡中含的咖啡因會令人興奮，是一種較為柔和的興奮劑，它可以提高人體的靈敏度、注意力、加速人體的新陳代謝、改善人體的精神狀態和體能。

咖啡能提高心臟功能、使血管擴張、促進血液循環、振奮精神、舒暢情志、抑制副交感神經的興奮；咖啡還有助消化的功效，特別是食用過多肉類時，會促使胃液分泌，幫助消化，防止胃下垂；另外，咖啡因可以分解脂肪，吃完熱能較高的食物後，西方人習慣喝一杯咖啡，有解膩的功效。

咖啡對人體的影響

1.促進代謝：咖啡可促進代謝功能，對便秘有預防和治療的作用。

2.解酒：酒後喝咖啡將使由酒精轉變而來的乙醛快速氧化，分解成水和二氧化碳而排出體外。

3.預防膽結石：對於含咖啡因的咖啡，能刺激膽囊收縮，降低膽固醇。美國哈佛大學研究人員發現，每天喝2～3杯咖啡的男性，患膽結石的機率低於40％。

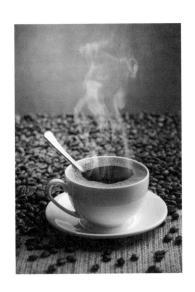

4.保健醫療功能：咖啡具強筋骨、利腰膝、開胃消食、降脂減肥、利竅除濕、活血化瘀、息風止痙等作用。

5.避免放射線傷害：放射線傷害，尤其是電器的輻射，已成為目前較普遍的一種污染，常喝咖啡能夠降低這種傷害。

長期喝咖啡的弊端

1.過量會加劇焦慮：咖啡因有助於提高警覺性、靈敏性、記憶力及集中力，但飲用超過比你平常所習慣飲用量的咖啡，就會產生類似食用相同劑量的興奮劑，會造成神經過敏；對於有焦慮症的人而言，咖啡因會使手心冒汗、心悸、耳鳴這些症狀加重。

2.使血壓升高：咖啡因具有止痛作用，常與其他簡單的止痛劑合成複方，但是對患高血壓的病人來說，長期大量服用會使高血壓情況更為嚴重。一項研究顯示，喝一杯咖啡後，血壓升高的時間可長達12

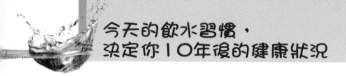

小時；若再加上情緒緊張，就會使危險性增加。因此，高血壓的危險人群，尤其應避免在工作壓力大的時候喝含咖啡因的飲料。

3.誘發骨質疏鬆：目前雖沒有直接證據顯示咖啡因會導致骨質疏鬆症，但是某些研究則指出咖啡因會增加鈣質的排泄，因此建議咖啡愛好者應該多吃些高鈣食品來補充鈣質。更年期後的女性，因缺少雌激素造成鈣質流失，過量飲用咖啡可能會增加骨質疏鬆的發病，所以缺鈣的人最好不要大量飲用咖啡。

4.咖啡因會刺激心臟肌肉收縮，加速心跳及呼吸。

5.咖啡因會刺激胃酸分泌，不利於胃炎患者。

6.咖啡具有利尿作用，容易導致脫水，尤其是老年人。

7.上癮：長期飲用咖啡有可能會上癮，一旦不喝就覺得渾身不適，無精打采或頭痛；若長期過量飲用會有消化不良、頭痛、失眠、神經質、發抖、易怒、心跳加速等症狀。

不宜喝咖啡的人群

1.高血壓、冠心病、動脈硬化、胃病等疾病患者不宜長期或大量飲用咖啡，否則會加重病情。

2.孕婦飲過量咖啡，可能導致胎兒畸形或流產。

3.老年婦女喝咖啡會加速鈣質流失，引發骨質疏鬆。

4.老年人不宜飲用過濃的咖啡，濃咖啡會使人心跳加快，引起早搏、心律不齊及過度興奮、失眠等，從而影響休息和體力的恢復。

第十四章
水污染對人類的危害

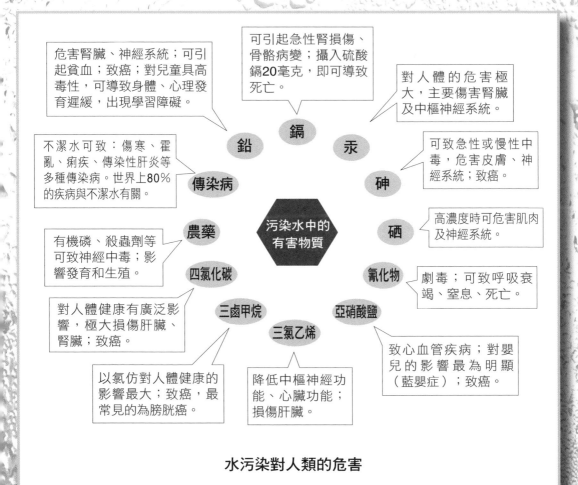

危害腎臟、神經系統；可引起貧血；致癌；對兒童具高毒性，可導致身體、心理發育遲緩，出現學習障礙。

可引起急性腎損傷、骨骼病變；攝入硫酸鎘20毫克，即可導致死亡。

對人體的危害極大，主要傷害腎臟及中樞神經系統。

不潔水可致：傷寒、霍亂、痢疾、傳染性肝炎等多種傳染病。世界上80%的疾病與不潔水有關。

可致急性或慢性中毒，危害皮膚、神經系統；致癌。

高濃度時可危害肌肉及神經系統。

有機磷、殺蟲劑等可致神經中毒；影響發育和生殖。

劇毒；可致呼吸衰竭、窒息、死亡。

對人體健康有廣泛影響，極大損傷肝臟、腎臟；致癌。

以氯仿對人體健康的影響最大；致癌，最常見的為膀胱癌。

降低中樞神經功能、心臟功能；損傷肝臟。

致心血管疾病；對嬰兒的影響最為明顯（藍嬰症）；致癌。

鉛　鎘　汞　砷　硒　傳染病　農藥　四氯化碳　三鹵甲烷　三氯乙烯　氰化物　亞硝酸鹽

污染水中的有害物質

水污染對人類的危害

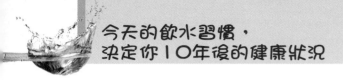
1 節約用水就是保護人類自己

　　水是地球上最豐富的一種化合物。地球表面的2/3被水覆蓋，其中96.53%是鹹水，剩餘的3.47%是淡水，其中又有87%是人類難以利用的兩極冰蓋、冰川、冰雪，可供人類利用的淡水只占全球水總量的0.26%，而這些淡水大部分是地下水。實際上，人類可以從江河湖泊取用的淡水只占地球水量的0.014%。

　　近年來，水資源危機帶來的生態系統惡化和生物多樣性的破壞，已嚴重威脅人類生存。專家警告，隨著水資源日益緊缺，水的爭奪戰將愈演愈烈，水資源的危機已成為全世界關注的問題。

　　世界上的大河正以令人擔憂的速度枯竭斷流，給人類、動物及地球的未來造成毀滅性的後果。而人為因素使這種情況雪上加霜，全世界最長的20條河流均遭到大壩攔截，1/5的淡水魚群已經或瀕臨絕跡。聯合國《世界水資源發展報告》中說：我們已嚴重改變了全球河流的自然規律，如果人們繼續像現在這樣不加節制的話，30年後貧水人口數將可能達到全球人口的2/3。毫無疑問，淡水在當今已是一種稀缺資源。

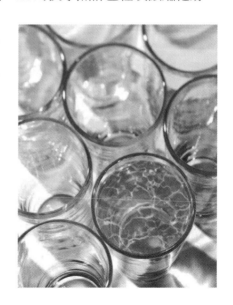

　　面臨如此嚴峻的水危機，浪費水資源的現象卻在我們日常生活的不經意間發生著。水是生命之源，沒有水，地球上就沒有生

物，如果人類無止境地浪費水，那麼，人類自身將會受到大自然無情的懲罰。

要大力提高水的利用率，就必須使「水危機」的意識深入人心，讓人們意識到節約用水是每個人的責任，認識到水資源的可貴和可持續發展的重要性，讓人們從觀念上重視節約用水，形成人人愛護水，時時處處節約水。

節水必須注意以下這些小事：

1.**使用節水器具**：使用如節水型水箱、節水龍頭、節水馬桶等。

2.**查漏塞流**：經常檢查家中自來水管路，漏水時要及時修理。

3.**洗衣節水**：洗衣機洗少量衣服時，水位不要定得太高，或是等多了集中起來再洗，也是省水的好辦法；另外，如果將漂洗的水留下來做下一批衣服洗滌用水，又可以省下大量清水。

4.**洗澡節水**：淋浴比泡澡省水。

5.**廁所節水**：使用兩段式省水馬桶，或是用收集的家庭廢水沖廁所，可以一水多用，節約清水。

6.**一水多用**：家中可預備一個收集回收水的大桶，可用作沖廁所之用；淘米水、洗菜的水可用來洗碗筷，去油又節水；養魚的水澆花，能使花木生長更茂盛。

7.**洗餐具節水**：洗餐具前最好先用紙把餐具上的油污擦去，再用熱水洗一遍，最後才用較多的溫水或冷水沖洗乾淨。

8.**家庭用水記錄**：如果每天定時把家中水錶的讀數記錄下來，可以很容易地查算出每天、每月、一年的用水量，節水該從何處下手也就心中有數了。

我們不僅要身體力行，從自己做起，樹立珍惜、保護和節約水資

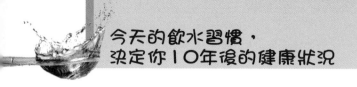

源的意識，在日常生活中養成節約用水的良好習慣，並帶動家人、朋友乃至周圍的人，共同投入到節約用水的行列中來。

 2 水污染觸目驚心

水污染的類型

　　水是最重要的天然溶劑，因此極易被污染。水污染通常有兩大類：一類是自然因素造成的，如地下水流動把地層中某些礦物溶解，使某些地區水中鹽分、某些元素含量偏高，或因動植物腐爛產生的毒物而影響了當地的水質等；另一類是人為因素造成的，主要是工業排放的廢水。此外，還包括生活污水、農田排水、降雨淋洗大氣中的污染物，以及堆積在大地上的垃圾經降雨淋洗流入水體的污染物。

污染水的物質

　　大致有以下幾大類：

　　1.酸、鹼、鹽等無機物：水體中酸、鹼、鹽等無機物的污染，主要來自冶金、化學纖維、造紙、印染、煉油、農藥等工業廢水及酸雨。水體的pH小於6.5或大於8.5時，都會使水生生物受到不良影響，嚴重時造成魚蝦絕跡。而水體含鹽量增高，會影響工農業及生活用水的水質，用其灌溉農田則會使土地鹽鹼化。

　　2.耗氧物質：生活污水、食品加工和造紙等工業廢水，含有碳水化合物、蛋白質、油脂、木質素等有機物質，這些物質懸浮或溶解於污水中，經微生物的生物化學作用而分解，分解過程中需消耗氧氣，

因而被稱為耗氧污染物。這類污染物造成水中溶解氧減少,影響魚類和水生生物的生長,水中溶解氧耗盡後,有機物將進行厭氧分解,產生H_2S、NH_3和一些有難聞氣味的有機物,使水質進一步惡化。

3.**植物營養物質**:生活污水和某些工業廢水中,經常含有一定量的氮和磷等植物營養物質;施用磷肥、氮肥的農田水中,常含有磷和氮;含洗滌劑的污水中也有不少的磷。水體中過量的磷和氮,成為水中微生物和藻類的營養,使得藍綠藻和紅藻迅速生長,它們的繁殖、生長、腐敗,引起水中氧氣大量減少,導致魚蝦等水生生物死亡,使水質惡化。這種由於水體中植物營養物質過多蓄積而引起的污染,叫做水體的「優養化」

合成洗滌劑由表面活性劑、增淨劑等組成,表面活性劑在環境中存留時間較長,消耗水體中的溶解氧,對水生生物有毒性,會造成魚類畸形;增淨劑如磷酸鹽,可使水體「優養化」。另外,洗滌劑污水有大量泡沫,給汙水處理廠的運轉帶來困難。

4.**石油污染**:在石油的開採、貯運、煉製及使用過程中,由於原油和各種石油製品進入環境而造成污染。當前,石油對海洋的污染已成為世界性的嚴重問題,近年來,一般每年排入海洋的石油及其製品高達1000萬噸左右。石油污染會給環境帶來嚴重後果,因為石油的各種成分都有一定毒性,同時還會破壞生物的正常生活環境,造成生物功能障礙。石油在海水中形成油膜,影響海洋綠色植物的光合作用,使海獸、海鳥失去游泳和飛行的能力;黏度大的石油會堵塞水生動物的呼吸和進水系統,使之窒息死亡。

5.**難降解有機物**:隨著石油化學工業的發展,生產出很多自然界沒有的、難分解和有毒的有機化合物,污染水體的主要是有機氯農

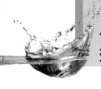

藥、多環有機化合物、有機氮化合物、有機重金屬化合物、合成洗滌劑等。

6.熱污染：許多工業生產過程中產生的廢餘熱散發到環境中，會把環境溫度提高到不理想或生物不適應的程度，稱為熱污染。例如發電廠燃料釋放出的熱有2/3在蒸汽再凝結過程中散入周圍環境，消散廢熱最常用的方法是由抽水機把江湖中的水抽上來，淋在冷卻管上，然後把受熱後的水還回天然水體中去，從冷卻系統通過的水本身就熱得能殺死大多數生物。實驗證明，水體溫度的微小變化對生態系統有著深遠的影響。

7.海洋污染：隨著地球人口激增和工業發展，海洋環境已經受到不同程度的污染和損害。海洋污染使部分海域魚群死亡、生物種類減少、水產品體內殘留毒物增加、漁場外移、許多灘塗養殖場荒廢。

全世界每年約有4200多億立方公尺的污水排入江河湖海，污染了5.5萬億立方公尺的淡水，這相當於全球徑流總量的14%以上。

3 水污染對人類的危害

人體中70%～80%是水分，長期飲用不良的水質，會使體質下降、抵抗力減弱，必然發生多種疾病。污染物質通過飲水或食物鏈進入人體，可引起的疾病是多方面的，如急性或慢性中毒、寄生蟲、細菌病毒感染、傳染病、癌病等。

世界衛生組織調查指出，人類疾病80%與水污染有關，世界上每年有2500萬名以上的兒童因飲用被污染的水而死亡。

水污染對人類的各式危害，詳見P159。

第十五章
飲水智慧

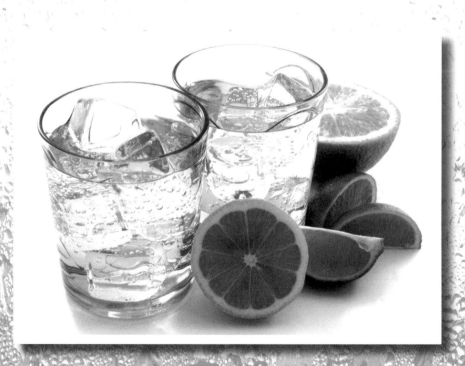

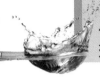

1 健康成人每日飲水不應少於2500毫升

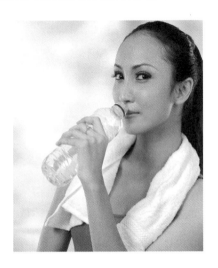

　　人的需水量應該是保持出量和入量相平衡的狀態。健康成年人每日尿量平均約1500毫升，皮膚和呼吸道排出水分約800毫升，糞便排出水分約為200毫升，總量大約為2500毫升，所以正常成年人每日進水不應少於2500毫升。當然，每日排水量還要隨著人的勞動強度、氣候變化以及身體狀況加以調整。

2 好水做飯飯更香

　　要想把飯做得好吃，火候很重要，做飯用的水也很重要。

　　乾燥的米充分吸收水分後，再通過加熱才會變好吃。用硬度較低的軟水能把米的香味煮出來，煮出來的米水潤飽滿；若用硬度高的水煮飯，水中的鈣會使食物纖維變硬，煮出來的飯黏性低，一粒一粒的。所以，如果想煮出柔軟的飯就要用軟水，如果想做炒飯、海鮮拌飯等，就使用硬度較高的水（約為80～120毫克/升）。

　　一般煮菜和做菜湯時需要在食材中加水，軟水可以很好地滲入食材中，使食材變得柔軟可口；若水的硬度較高，水中含有的鈣會使食物纖維變硬，容易煮出苦味來。反之，想要去除根菜類的澀味或不想讓菜煮爛，用硬水較好。

煮肉時，硬水中的鈣能使肉變硬，把肉味燉出來，所以，不想讓肉煮得太爛或者用肉燉湯時，用硬水比較好。

 ## 3 白開水是最好的飲品

白開水是最容易被忽視的、最普通、最廉價，也是最重要的平凡飲品，它具有其他高級飲料所無法代替的特異生理活性，容易透過細胞膜促進人體內的新陳代謝。以下是關於喝開水的一些注意事項：

1.燒開水需沸騰3分鐘為好：水燒開可把細菌殺死，除去對人體有害的物質，但是自來水在經過氯化處理後，氯與水中殘留的有機物相互作用，形成鹵代烴、氯仿等有毒化合物，有研究表明，當水溫達到90℃時，鹵代烴含量上升到191微克/升，氯仿上升到177微克/升；水溫在達到100℃時，鹵代烴和氯仿的含量分別為每升含110微克和99微克；如果繼續沸騰3分鐘，這兩種物質則分別迅速降為每升含9.2微克和8.3微克。

當然，開水也不是燒得越久越好，因為燒得時間越久，水中無揮發性的有害物質和亞硝酸鹽會因為水的蒸發而濃縮，含量相對增高，喝這樣的水同樣對身體有害。因此，燒開水以沸騰3分鐘左右為最佳。

2.燒開水要用新鮮水：實驗表明，用陶瓷罐、水桶等容器儲存深井水，在15～23℃的室溫下，水中的亞硝酸鹽會隨著時間的延長而升高，因此，燒開水要用新鮮水。

3.**喝涼開水有益**：研究發現，開水自然冷卻後，水中的氯氣含量要比一般的自然水降低50%，水的分子結構也會發生一些變化，水的表面張力、水的密度等理化性質都會有所改變，其生物活性比一般的自然水要高出4～5倍，與生物體內活細胞的水性相似，因而易於滲透細胞膜而被人體吸收，促進新陳代謝，增加血氧濃度，改善免疫功能，促進身體健康。

 4 飲用的「好水」有標準

適宜人體飲用的好水的標準應該是：

1.不含有毒、有害及有異味的物質。

2.硬度適中。

3.含有適量人體所需的礦物質和微量元素。

4.pH呈微鹼性（pH＞7.0）。

5.含有新鮮適量的溶解氧。

6.水分子團小，水的生理功能強。

 5 巧喝生水新概念

生水就是沒有經過煮沸的水。經常聽說「不要喝生水」，這是為什麼呢？因為生水中雖含有豐富的礦物質成分，同時也含有對身體有害的細菌。喝生水有危險，就是怕感染細菌，引起腹瀉等疾病。而生水煮沸後，經過了殺菌，就變成了安全的飲用水，但同時礦物質成分也受到破壞，失去了水本身所具有的美味。

近來，「煮沸的水＝安全」這種觀念逐漸轉變為「生水＝活水，活水才有益於健康」的新觀念。

在礦泉水的主要產地歐洲，有喝生水補充營養的習慣，而在日本，這種習慣隨著礦泉水飲用熱潮也逐漸盛行起來。另外，日本自古就有「常青水」這種信仰，說喝冰雪融水可以變年輕；寺廟神社的常青水、被選入「名水百選」地方的水是可以直接飲用的。在歐洲有很多名水，像法國的「盧德泉」直接喝也沒什麼問題。可見，人們對生水的喜好是世界皆通的。

生水對人體有很大的影響。水源地不同，礦物質成分、硬度、pH也不盡相同，所以，請在弄清水質及其成分之後選擇適合自己的水質再飲用，這樣的生水對人體健康才是有利的。

6 軟水和硬水對人體的影響不同

水中含有多種物質，其中礦物質以Ca^{2+}、Mg^{2+}的碳酸鹽為主，我們把水中含有的鈣、鎂離子總濃度用「硬度」這個指標來衡量，每升水中含有相當於10毫克的氧化鈣為1度，硬度低於8度為軟水，高於8度為硬水。

具體的將水分為六級：4度以下為軟水，4～8度為中度軟水，8～12度為輕度硬水，12～18度為中度硬水，18～30度為硬水，30度以上為高度硬水。作為飲用水，其硬度太高和太低都不好，因為水的硬度和一些疾病有密切關係，調查發現，在水硬度較高地區心血管疾病發病率較低。

最適宜的飲用水的硬度為8～18度，屬於輕度或中度硬水。在水

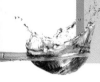

的硬度偏高的地區（22.9度以上者），腎結石的發病率往往較高。如果水有一定硬度，通過飲水就可以補充一定量的鈣、鎂離子；長期服用軟水的人，則需要通過其他途徑補充。因此，水的硬度與人體健康有一定的關係。

水的口感與軟硬也有關係，多數礦泉水硬度較高，所以使人感到清爽可口，而軟水則口感不佳。但用硬水泡茶、沖咖啡，口感將受到影響，所以喝茶時尤其是喝綠茶時最好用軟一點的水來沖泡。

 用自來水配製適合自己的水

市場上極為流行的淨水器能夠去除自來水中的漂白粉味和致癌物質三鹵甲烷，但近來市場上又出現了「整水器」和「活水器」。整水器可以電解水，根據自己的身體狀況調出鹼性或酸性的水；而活水器可以保持水的活性。透過這些儀器，人們可根據自己的身體狀況和用途，在家中就可以輕鬆地配製出自己想要的水。

 溫度影響水的口感

要喝到可口的水，選擇水源很重要。選擇最適宜飲用的溫度也很重要，溫度不同，味道也不同。

我們吃或飲用的食物或飲品，感覺到的味道大體可分為「酸、甜、苦、鹹」四種，各種味道和溫度有非常密切的關係。同一種食品，溫度不同，感覺到的味道也會不同，其中，感受甜味的味覺對溫度比較敏感，有人吃冰淇淋時，感覺融化後的冰淇淋比之前的要甜很

多。人在品嘗和體溫接近的食物（約36℃）時最容易感覺到甜味，36℃以上或以下都會越來越不容易感覺到；鹹味和苦味是溫度越低越能被強烈地感受到，隨著溫度的升高越來越不容易被感覺到；感受酸味的味覺不會隨著溫度改變而變化，但如果其他三種味覺發生變化，酸味的程度也會有所不同。水有甜味也有苦味，為了能夠喝得可口，選擇能夠充分感覺到甜味的溫度比較好。

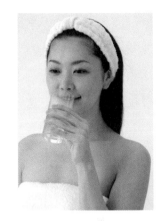

即使同樣的水，放在不同溫度下味道也會不同。據有關研究表明，能讓人喝起來感覺舒爽的水溫一般在5～12℃，以此為基準，熱的時候選擇稍微低一些的溫度，冬天的時候選擇稍微高一些的溫度。另外，硬度高的水富含鎂，口感較苦，如果水溫太低，苦味會更濃，所以這種水不宜冷凍飲用。而飲用加入了碳酸的氣泡水時，為了能夠充分感受到碳酸的味道，稍稍使水溫低一些比較好。

⑨ 補充水分是抗衰老的基本法則

皮膚產生皺紋是衰老的徵象之一，很多女性都知道「30歲是皮膚的轉捩點」；也有人說，皮膚的轉捩點是20歲、25歲等，說法雖不盡一致，但說明隨著年齡的增長，人的皮膚是會老化的。

皺紋的增加和體內的水分有很大的關係，隨著年齡增長，「想喝水」的大腦指令會變得遲鈍，缺水信號反應慢，慢慢地就減少喝水了。體內水分減少，皮膚細胞變乾燥，這樣就出現了皺紋。因此，想

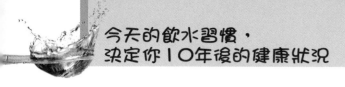
要皮膚沒有皺紋，永遠水嫩有光澤，就要注意多喝水，可以說補充水分是抗衰老的基本法則。

⑩ 睡前、晨起「一杯水」

早上起床後馬上喝一杯溫開水，能夠補充睡眠時失去的水分，增強腸胃蠕動，促進代謝物質的排泄。

人在睡眠時由於呼吸道、皮膚會散失大量的水分，所以起床時身體會處於缺水狀態，會影響血液循環，為了改善這種狀態，需要在睡前半小時喝一杯水，這樣，你就可以迎來一個舒爽的早晨，並且可以預防睡眠時因缺水導致的血黏度增高而發生心腦血管疾病。

注意，腎臟功能低下者，臨睡前不要喝水。

⑪ 沖營養品的水須選擇

營養補品有大量活性物質，以蜂蜜為例，蜂蜜含有豐富的營養素，其中葡萄糖占30%～50%，果糖占40%左右，此外，還含有維生素B_1、維生素B_6、維生素C、維生素K和胡蘿蔔素以及大量的澱粉酶、脂酶、氧化酶等。若用開水沖服蜂蜜，會使蜂蜜酶類物質遭到破壞，產生過量羥甲基糖醛，使蜂蜜的營養成分大受破壞。另外開水沖服還會使蜂蜜甜美的味道變成酸味，所以沖服蜂蜜或其他營養品水溫應在60℃左右。民間食用蜂蜜多採用涼開水或溫開水沖服，涼開水沖服不會破壞蜂蜜中的維生素C和氧化酶，溫開水沖服能起補中益氣的作用。

12 定時定量飲水可預防腦血管病

以往大家都認為「口渴」即是身體缺水了，其實不然，渴了再喝是大多數人的飲水誤區。缺水的信號不僅僅是口渴，還會有疲倦、頭暈、頭痛，心情抑鬱或煩躁、焦慮、沮喪、灰心以及面部灼熱或者潮紅，尿液顏色變深，等等，因此，絕不能等口渴後再喝水，不管口渴與不渴，都應該養成定時飲水的習慣。一般應該在四個時段進行補水。

1.清晨起床後空腹飲水：人在睡眠時，儘管人體處在相對靜止狀態，沒有明顯的失水情況，但經過一夜的呼吸，皮膚的分泌、尿液的排泄等，仍然會使人體損失不少水分。起床後或許並無口渴感，但體內仍會因為相對缺水而使血液濃度增高，血管收縮，此時喝上一杯水，會使黏稠的血液稀釋，血管擴張，促進血液循環，能預防心腦血管病的發生，特別是中老年人及患有心血管系統疾病者，此時的一杯開水尤其重要。青少年晨起喝一杯水，可緩解機體的相對脫水狀態，刺激胃腸的收縮，促進體內大量代謝產物的排出，使胃腸道保持清潔。

2.上午10時左右飲水：晨飲和早餐所補充的水分已達到一定程度的消耗，應及時補充一定量的水分，維持體內水的平衡。

3.下午3時左右飲水：補充所消耗的水分，及利於身體把早餐、中餐攝入食物所產生的代謝產物排出體外，防止機體酸性化。

4.睡前半小時飲水：這個時段被稱為最佳補水時段，預防因睡眠導致血液濃度增高而誘發心腦血管疾病。

13 暴飲會影響消化及心臟功能

突然大量飲水，使胃內水量猛增，重量過大，會增大胃下垂的危險。暴飲還會使胃液稀釋，降低胃酸的殺菌作用，並影響食物的消化。對心臟病患者而言，暴飲會因心臟負擔突然加重而誘發心衰。

14 大汗後飲水應加少許鹽

盛夏高溫酷暑或劇烈活動後大量出汗，機體處於缺水狀態，急需飲水，但大量飲用白開水後仍然不解渴，這是因為在出汗時不但丟失了水分，還有大量的電解質和維生素會伴隨汗液而丟失，特別是鈉丟失最多。

在大量出汗後若只喝淡水，進入體內的水分不但不能保留在細胞內，反而更容易隨汗液或尿液排出，結果是越喝越渴，有時甚至還會有心悸、乏力等低鈉症狀。此時應該在飲用水中加入少量食鹽，以便使機體迅速得到水分和電解質的雙重補充，才會迅速解渴。

15 運動後補水有技巧

運動中大量出汗，如果不及時補充丟失的水分就會引起脫水，當脫水占體重的2%時，人體的耐熱能力降低，脫水4%時肌肉耐力降低，嚴重的脫水可使體溫過高和循環衰竭，甚至導致死亡。

補水的最好方法是少量多次，運動中每15～20分鐘飲水150～200毫升，每小時的總飲水量不超過600毫升，這樣既可以保持體內水的平

衡，又不會因為大量飲水增加心臟和胃腸的負擔；也可採用運動前飲水的方法，在運動前1小時補水300毫升。運動後補水也要採取少量多次的方法，不能一次喝足，要分次飲用，一次飲水量一般不應超過200毫升，兩次飲水至少間隔15分鐘；另外飲水速度要慢，不可過猛。

運動時在水分流失的同時，體內的電解質如鉀、鈣、鈉、鎂也隨之流失，因此也可選擇一些運動飲料或加少許鹽的涼開水或低糖飲料，以保持體內的水、電解質平衡。水的溫度以8～14℃為宜。

16 劇烈運動後不宜馬上飲冷水

劇烈運動後身熱、口乾、舌燥，體溫可上升到39℃左右，急需納涼飲冷，如果馬上喝涼水或冰水，雖然很解渴，但對身體健康不利，因為劇烈運動後體溫升高，胃腸道及全身血管擴張，如果馬上飲用過冷的水，會強烈刺激胃腸道，引起胃腸平滑肌痙攣，血管突然收縮，血流減慢，血流量減少，會引起腹痛、腹瀉等症狀。

另外，運動後咽部充血，突然受冷的刺激，會出現咽部發炎、疼痛、聲音嘶啞、局部不適等感覺，應休息一會兒，讓體溫恢復正常後，再飲些含鹽的清涼飲料或綠豆湯，這樣做不但能補充水分，還能增加營養。

17 發熱病人要多飲水

人的體溫超過常溫後，體內水分就會加速蒸發，而導致身體缺水。多喝水除了增補水分之外，還能加速體內代謝，通過排尿、排汗

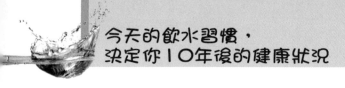
等形式降低體溫，故多飲水是降低體溫的有效措施。

18 腹瀉病人要多飲水

　　腹瀉會使人進入脫水狀態，急需補充水分，但很多腹瀉病人誤認為多喝水大便會更稀，其實，腹瀉的主要原因是腸道內黏膜被破壞，對水分吸收功能減弱，或因為腸內外滲透壓發生改變，導致這些液體流入消化道，迫使胃腸蠕動加快，而使消化道內食物殘渣含水過高發生腹瀉，並不是水喝多了，這時，必須通過及時補水糾正體內脫水，還應該補充隨水丟失的電解質，必要時需靜脈滴注生理鹽水。

19 便秘病人要多飲水

　　除器質性便秘外，便秘的根本原因是水和纖維素攝入不足，嚴重便秘的人只要每天在原飲水的基礎上，再增加1000～1500毫升的水，20天後絕大多數人會有明顯效果。

　　多飲水、飲好水，並持之以恆，就會解決便秘，取得恆定的效果；用藥物治療便秘效果再好，只能治標，一旦停藥就會反彈。

20 泌尿系統炎症病人要多飲水

　　人體的腎臟、輸尿管、膀胱和尿道受到細菌感染後，會發生「急性膀胱炎」或「急性腎盂腎炎」，以尿痛、尿急為主要症狀。有些病人因尿痛，排尿不適而很懼怕排尿，為減少排尿次數而不敢多喝水，

其實恰恰相反，患有這些病的人必須每天足量飲水，排尿量保證在2500毫升以上，其治療作用甚至比藥物還重要。所以說尿路感染的患者為避免和減少細菌在尿路停留和繁殖，應多飲水，勤排尿，以達到沖洗膀胱和尿道的目的，這是該類疾病一項重要的治療措施。

21 糖尿病病人要多飲水

糖尿病的主要症狀是多飲、多尿、多食，即所謂的「三多」症狀。很多患者誤認為糖尿病的多尿症狀是由於喝水過多引起的，只要少喝水，就可以控制多尿症狀，為了控制多尿，即使口渴也不願喝水或儘量少喝水。這樣表面上看，多飲多尿的症狀減輕了，但卻導致了血糖值升高，加重了糖尿病病情，其原因是因為顛倒了「多飲」和「多尿」的關係。

「多尿」是由於高血糖時大量的葡萄糖從尿中排出，發生滲透性利尿所造成的，排尿越多，丟失水分也就越多，使人體處於高滲狀態，而飲水後可以使血漿滲透壓恢復正常，所以多尿時更應該多喝水，也就是說「多尿」引起了「多飲」。

水對糖尿病病人的重要作用歸納如後：1.可溶解多種營養物質，使其利於吸收利用；2.可稀釋血糖；3.可降低血液黏稠度；4.可使含氮廢物排出；5.有助於排便；6.可清洗尿道；7.可防治引發心血管疾病。

只要腎功能正常，糖尿病患者每天的飲水量可和普通人一樣，除每天平均需要2500毫升的水外，還要再補1000～2000毫升的水。糖尿病患者可選用的飲用水有白開水、淡茶水、礦泉水等，不宜飲用含糖飲料。另外在攝入蛋白質食物較多、運動強度大、出汗多等情況下，

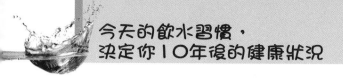

都應適當多喝水，這對穩定病情是很有好處的。

22 腎臟病人應合理飲水

腎臟是水代謝的主要器官，所以水腫是腎臟病患者的主要體徵之一，而水腫除了和腎臟病變有關以外，還和腎臟病病人水的攝入量有關。是否所有的腎病病人都要控制水的攝入量？如何飲水？飲多少水最合適？是腎病患者最為關注的問題。

有的腎病患者沒有明顯水腫症狀，僅怕出現水腫，故盲目地限制飲水；有的患者認為多喝水就可以排出身體毒素，因此每天都喝很多水。這兩種做法都是錯誤的。如果沒有嚴重水腫，按照出量計算出每天飲水總量即可；輕度水腫患者適當降低飲水量即可；少尿及水腫嚴重者需進無鹽飲食，還應控制入水量，每日總入水量一般為前一日尿量加不顯性失水量，不顯性失水為經肺與皮膚丟失的水，每日約700～1000毫升。

在急性腎炎、腎病綜合症、腎盂腎炎有明顯水腫時，應限制水的攝入。

慢性進行性腎臟病患者，在疾病的終末階段發生少尿或無尿時，由於其腎臟功能衰竭，不要盲目地對水進行增加或者限制性的攝入。

慢性腎病患者心力衰竭時，水的排泄是減少的，故水的攝入量應嚴格控制。

尿路結石的患者應大量飲水，因為尿量減少是尿路結石形成的主要原因之一，大量飲水可以沖淡尿晶體濃度，避免尿液過度濃縮，減少沉澱的機會。一般要求患者每日飲水2400～3000毫升，使每日尿量

保持在2000～2400毫升以上。尿量增多可促使小結石排出，同時尿液稀釋也可延緩結石增長的速度。

23 嬰幼兒補水比成年人更重要

嬰幼兒身體中80％都是水分，所以嬰幼兒飲水比成年人更重要，補水更要及時。有資料報導，在美國每年有7000～8000個嬰兒在睡眠中意外死亡，這種情況多數認為可能與牛奶餵養有關。母乳與牛奶有顯著的差別，牛奶更加黏稠，所含的脂肪和蛋白質更多，其消化需要一定的水分，所以牛奶餵養的嬰兒需水量應比母乳餵養的嬰兒需水量要多，嬰兒不能表達需水要求，若家長忽視給嬰兒補水，嬰兒身體會由於缺水而出現病理變化甚至死亡。所以嬰幼兒補水應定時定量，嬰兒渴的標誌就是不斷用舌頭舔嘴唇或可見口唇發乾，但這時已經缺水多時了，必須趕緊補水，喝水時間可安排在二次餵奶中間，如寶寶不喝了就說明體內不缺水了。

24 老年人更應注意補水

人步入老年，人體各項功能開始衰退，水分的減少是衰老的最大特徵之一。隨著年齡的增長，體內水分逐漸減少，致使皮下組織萎縮，皮膚乾燥；也因新陳代謝逐漸衰退，導致內生水減少，同時腎血流量隨之減少，腎小管吸收功能降低，尿量增加，由此加劇體內水分丟失。又由於老年人對口渴的反應較遲鈍，即使身體缺水也可能因不感覺口渴而不能及時補充水分，因此更加導致體內水分不足。

　　另外，老年人易患心腦血管疾病，尤其易在夜間及晨間發作，其原因之一是睡眠中水分隨呼吸、出汗丟失，導致血液濃度升高而發病。如果在臨睡前喝上一兩杯水，就能產生有效的預防作用。

　　總之，要養成即使口不渴，每天也要喝上8杯水的習慣，因為科學飲水、飲好水，堅持定時、足量飲水，是延緩衰老的重要措施之一，也是預防心腦血管疾病發生的重要保健方法之一。

25 減肥時補水的秘訣

　　要減肥就要去除體內多餘的脂肪，而燃燒脂肪首先要加快新陳代謝，如果廢物在體內積聚，新陳代謝會變得緩慢，脂肪就會慢慢堆積，最終導致肥胖。另外，不管做什麼運動，如果體內水分不充足，就像機器沒有上油一樣，不僅沒有塑身的效果，甚至對健康不利，所以補足水分是減肥的關鍵。

　　減肥要從攝取充足的水分開始，而減肥飲水要遵循以下幾個要點：

　　1.補充水分：即使不覺得口渴也要定時補充水分，每天至少攝取2500毫升的水。

　　2.切忌喝水過多：雖然喝水有助減肥，但並非多多益善，喝水過多會導致代謝紊亂，引起浮腫。

　　3.身體未熱之前不要喝水：洗澡、按摩或運動之後喝水能加快新陳代謝，在38～39℃的溫水中洗浴時，慢慢地喝上一杯水，能讓新陳代謝變得更快。

　　4.喝礦物質含量多的水：減肥過程在補充水的同時也要補充礦物

質，尤其是鎂和鈣，因為硫酸鹽有很好的利尿、排出體內廢物的作用，能有效促進新陳代謝。

另外，減肥適合喝超硬水，引起肥胖的首要原因就是新陳代謝緩慢，代謝緩慢會使廢物在體內積蓄，形成惡性循環，導致便秘或脂肪堆積，最終引起肥胖。

用硬度高的水來減肥效果好，在諸多礦物質成分當中，特別是鎂和鈣是必不可少的，鎂能啟動體內酶的活性，把水分運送到全身細胞組織，使血液循環通暢，加快新陳代謝，並具有清理腸道、防止便秘的功效；而鈣有向細胞運輸水分、使體內器官活躍的作用，能夠有效消除減肥過程中的焦躁情緒。

造成肥胖的另一個原因是不良的飲食習慣，很多人喜歡吃米飯、麵包等含有碳水化合物及肉、魚、蛋、乳酪等食物，可是這些食物屬於「酸性食物」，攝取過多會使體質呈酸性，容易疲勞。減肥的人要想改善體質，就要使身體呈鹼性，在適當攝取鹼性食物（蔬菜、水果、菌類）的同時，飲用足夠的鹼性水，能進一步改善代謝。

另外，減肥時一定要注意把握好喝水的時間，雖說喝水有助於減肥，但隨意地喝水就沒什麼效果了。硬水有抑制食欲的功效，所以，飯前喝一杯硬水可以防止飲食過多；而在減肥過程中容易缺乏鈣和鎂，所以要儘量多攝取這兩種礦物質成分，如果鈣和鎂不足，即使減肥成功，以後復胖的機率也會很高。

26 牛奶不能代替水

有人認為牛奶中含有大量水分，若以其代水既補了營養，又補充

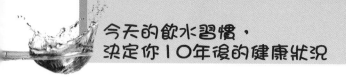
了水，一舉兩得。其實不然，因為牛奶是高滲性飲料，很多人都有這樣的感受，喝完牛奶後，常常會覺得喉嚨發乾，正常人若飲入過多，或在出汗、失水過多時飲用，容易導致脫水，所以牛奶不能當水喝。

27 果汁不能代替水

新鮮果汁的確是最接近新鮮水果的飲品了，但喝果汁並不能代替吃水果，因為在水果壓榨成果汁時，果肉和膜被去除，只剩果汁，在這個過程中，維生素C也會減少。果汁類飲料通常要經過高溫消毒處理，不少營養成分也因此失去；另外，水果中的植物纖維也是有益健康的，但在榨汁時這些植物纖維也被剔除。所以果汁的營養比新鮮水果相差甚遠，不能取代水果。

果汁雖然含有大量水分，但絕不能取代白開水，且果汁類飲料中或多或少會加入添加劑，如大量飲用會對胃產生不良刺激，還會增加腎臟過濾的負擔。

28 純淨水不能常飲

純淨水是以符合生活飲用水衛生標準的水為水源，採用蒸餾法、電滲析法、離子交換法、反滲透法及其他適當的加工方法去除水中的礦物質、有機成分、有害物質及微生物等加工製成的水。根據加工工藝不同，飲用純淨水也稱為蒸餾水、純水、太空水等，是飲用水市場的主要產品。

由於純淨水完全去除了人體必需的常量和微量元素，故具有很強

的溶解人體內各種微量元素和營養物質的能力，並促使其排出體外，從而導致人體內因某些營養物質的流失而患病。對飲水來說，並非越純越好，水中的無機元素是以溶解的離子形式存在，易被人體吸收，因此，飲水是人體攝取礦物質的重要途徑。

純淨水含很少或不含礦物質，過去主要用於熱電廠鍋爐、電子工業洗滌、積體電路板等，飲用純淨水要慎重為之，尤其是對兒童、老年人和孕婦是不適合的。

一般認為，純淨水、蒸餾水等只有在外出旅行、野外作業或在缺少其他飲用水源時，作為飲料補充身體水分是可以的，但若把它作為生活飲用水，長期飲用就不適合了，少年兒童和老人為缺鈣的高發人群，更不適合長期飲用純淨水。

29 天然礦泉水、天然山泉水、礦物質水大不同

天然礦泉水是從地下深處自然湧出的或經人工揭露的未受污染的地下礦水，含有一定量的礦物鹽、微量元素或二氧化碳氣體，在通常情況下，其化學成分、流量、水溫等動態在天然波動範圍內相對穩定。礦泉水含有較多的礦物質，某些特定元素對人體健康具有保健作用。

市場上銷售的天然水（或稱山泉水）是取自污染較少的地下水，經過深度過濾，消毒處理後製成。這類水含有一定量的礦物質，但含量低於礦泉水，達不到礦泉水國家標準規定的指標，因此稱不上是礦泉水，且其中有些礦物質含量也不穩定。

礦物質水是在純淨水基礎上添加少量礦化元素製成，該類水的出

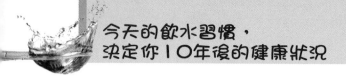
現主要是針對純淨水不含礦物質、長期飲用對人體健康不利這一論斷
而開發的，隨著爭論的加劇，該類水有進一步擴大的趨勢。而不同企
業生產的礦物質水，它的礦化元素種類和含量都不同，這些添加物是
否適合人體的需要很難確定，故其有效性還有待科學的論證。

30 喝溫泉水要謹慎

溫泉水即天然的熱泉水，是通過來自岩漿的地熱加熱變暖的地下
水，所以可歸為天然礦泉水，其用途除了可以泡溫泉，還可以通過飲
用治療疾病，根據其成分有適合飲用和不適合飲用之分。

溫泉的水質不同，功效也不同，腸胃不舒服的時候，喝含碳酸氫
鹽（重碳酸鹽）的溫泉水比較有效；便秘的人喝含硫酸鹽的溫泉水比
較好。

31 喝蘇打水有益健康

蘇打水就是含有碳酸的水，又叫碳酸水，近年來碳酸水備受人們
關注，特別是受到年輕人的青睞，喝碳酸水的人越來越多。目前市場
上銷售的以海外產的碳酸水居多，天然碳酸水的水源地不同，口感也
不同。

蘇打水有益於消除疲勞，若在運動之後喝上幾口，身體馬上就會
輕鬆很多，這是因為碳酸可以中和導致疲勞的乳酸，人在運動時需要
燃燒脂肪和氧氣，與此同時會產生導致疲勞的物質乳酸和刺激神經引
起疼痛的氫離子，碳酸與這兩種物質結合後，變為二氧化碳和水排出

體外，所以它有消除疲勞的功效。

另外，攝取碳酸有助於血液循環順暢、加快新陳代謝，所以飲用碳酸水可以改善體寒和浮腫，有人稱碳酸水為「恢復元氣之水」。

32 選擇瓶裝水的訣竅

合格的瓶裝水潔淨、無色透明、無懸浮物和沉澱物、水體爽而不黏稠，且有相當大的張力，注入杯中即使滿出杯口也不外溢。

喝瓶裝水不僅要挑水，還得看看瓶子的品質。瓶裝水瓶子的透明度最好是自然的，有些太過透明的塑膠瓶可能是加入了透明劑，另外儘量不要購買帶顏色的瓶子，因為有些顏色的瓶子可能含有一些重金屬原料，這些物質溶解於水中後也會影響飲用者的身體健康。

所有合格的瓶裝水外包裝上都會有合格標誌及產品編號，購買時應該留意；另外，還要注意查看瓶裝水的標識，通過標識說明來判斷購買的是否是優質的天然水，一般優質天然水的瓶上有pH說明，弱酸性水的pH一般在5.5～7.0之間，弱鹼性水的pH一般在7.0～8.0之間。一般天然水源的瓶裝水都會明確標示pH屬性，而酸性的瓶裝水則往往忽略不標。

33 正確認識和飲用含氧水

含氧水是指採用氧氣富集工藝，在純淨水中溶入氧氣，使其氧氣含量大於普通水的一種飲用水。自然的水中本身就含氧，但含氧水的氧濃度可以達到普通水的幾倍到幾十倍，美國與澳洲科研機構合作研

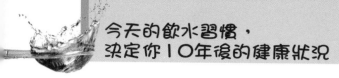
發的ORD濃縮水溶氧技術，將雙元溶解氧、脫離子活性水和大西洋海鹽組成高濃度含氧水溶液，其含氧量是普通水的一萬多倍。

有人認為喝含氧水可以讓氧氣以溶解氧的方式快速方便地補充到人體各個器官，喝水同時就能輕鬆補氧，為全身細胞添活力。但日本名古屋大學綜合保健體育科學中心教授石田浩司等人進行的實驗，對上述說法提出了質疑，他們以這所大學田徑部10名男學生為對象，對富氧水和普通水效果進行了檢測實驗，實驗顯示，學生飲用這兩種水後生理指標並未出現差異。

氧氣有加快新陳代謝的作用，氧氣不足可能會引起精神不振、疲勞、心悸、氣喘、頭暈等症狀。氧氣本來是通過呼吸獲取的，空氣中的氧氣濃度為21%，但在城市，由於大氣污染，人們過著在地下（地鐵）、封閉的大廈內的生活，空氣中的氧氣不足，氧氣濃度僅為20%。你可能會想，不就差1%嗎？但就是這1%之差，使身體的負擔增大，壓力和疲勞也就慢慢地積累起來了。至於哪些人適宜喝含氧水呢？舉例如下：

1.喜歡喝酒的人：氧氣在分解酒精時是必不可少的，在喝酒前飲用含氧水可有效防止宿醉。

2.喜歡抽煙的人：吸煙會損壞肺，降低氧氣進入身體的比率，所以愛抽煙的人需要經常喝含氧水。

3.腦力勞動者：腦力勞動者飲用氧氣濃度比普通水高10～15倍左右的含氧水，有助於頭腦清醒、注意力集中。

4.消耗體力的人：進行劇烈運動、體力勞動等消耗體力者可通過飲用含氧水使體力儘快得到恢復，喝30倍以上的高濃度含氧水可將疲勞物質——乳酸分解掉。

5.**希望美容、減肥的人**：有些人發現最近自己的皮膚缺乏彈性、脂肪多了、下半身肥胖，原因之一就是由壓力引起的新陳代謝低下，喝含氧水可以放鬆心情，使身心恢復到正常狀態。

6.**一般人**：經常補充氧氣可以增強身體的抗疲勞能力。

34 辨別礦泉水的訣竅

國家標準中規定的九項界限指標包括鋰、鍶、鋅、硒、溴化物、碘化物、偏矽酸、游離二氧化碳和溶解性總固體，礦泉水中必須有一項或一項以上達到界限指標的要求，要求含量分別為（單位：mg/L）：鋰、鋅、碘化物均≧0.2，硒≧0.01，溴化物≧1.0，偏矽酸≧25，游離二氧化碳≧250，溶解性總固體≧1000。市場上大部分礦泉水屬於鍶（Sr）型和偏矽酸型。

另外，選礦泉水要注意看標籤，關注水的硬度、pH和營養成分：

1.**「硬度」可以用來判斷水是否可口**：硬度約為5度（50毫克/升）的軟水容易飲用，而一旦超過15度（150毫克/升）就會出現澀味。

2.**「pH」是顯示水酸鹼度的數值**：以7.0（中性）為基準，7.0以上為鹼性，7.0以下為酸性。

3.**「營養成分」顯示水中含有哪些成分**：這些都是直接攝入體內的成分，所以要根據自己的需求和用途來選擇。

35 認識「海洋深層水」

海洋學上一般將海水分為三層：「海洋表層水」為水深200米以

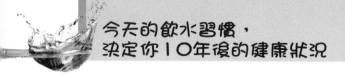

上的海水；「海洋中層水」為水深200～700米之間的海水；「海洋深層水」為水深900米以下的海水。現在，世界上開發和利用海洋深層水的國家和地區只有臺灣、韓國、挪威、日本和美國，這些國家分別有自己的地理優勢和特點，尤其是夏威夷地處太平洋中部，正好處在海洋大循環的循環帶上。近年來，歐美、日本等工業國開始對海洋深層水表示出了極大的興趣，並進行了大量的科學研究和應用研究，使有關海洋深層水的定義和許多概念得到了進一步完善。

海洋深層水處於無陽光進入的海洋「無光層」，而且遠離來自人類、陸地以及大氣的化學物質的影響和污染，海洋深層水對人體是十分有益的，研究結果表明，海洋深層水具有以下特點：

1.溫度恆定：不受陽光照射，不像海洋表層水溫度變化無常，深層水終年溫度不變，恆定於8～10℃左右。

2.成分豐富且穩定：與海洋表層水相比，海洋深層水中含有曾經孕育過生命的、對植物生長和人體健康都不可缺少的90餘種無機鹽以及礦物質，而除了營養物質含量豐富外，由於這些水以漫長的時光流動於「無光層」的海洋深層，無光合作用發生、不受外界影響，因此所含無機鹽及礦物質的成分十分穩定，是100%的氧還原水。

3.易被人體吸收：海洋深層水億萬年在深海強大的水壓作用下，其水分子團明顯小於陸地上的水分子團，其分子結合角為165～180°，遠遠大於陸地上的水分子結合角，與人體內水分、血液的分子結合角極其近似，因此，該水分子團極容易為人體吸收。另外，水分子團之中溶有的營養成分（無機鹽及礦物質）在長年深海水壓的強大作用下，幾乎均以活性的游離離子形式存在，因此，人體在吸收這些水分子的同時，也吸收了所含的營養成分。

4.**無菌清潔性**：處於海洋「無光層」的深層水，除了遠離人類現代文明的影響以及不受陸地、大氣化學物質、病菌的污染外，本身也無生成病原菌的條件，因此，海洋深層水是非常清潔的無菌自然之水，是100%的「綠色」水。

海洋深層水具有許多其他水無法取代的特性，就其在食品飲料上的衍生產品而言，單憑它具有的潔淨、營養豐富、極易吸收的特性，就有許多利用價值有待開發。目前，人類對海洋深層水的認識和開發均處在初級階段，如何利用海洋深層水還有很大的發展空間。

36 選擇泡茶用水的訣竅

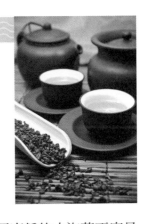

人們飲茶，對茶的品種較為重視，首先是選紅茶還是綠茶或是烏龍茶？又有不同的品牌要選擇，而對泡茶的水大都不太講究。事實上，使用的水不同，茶的味道也不同，並且各種茶對水的硬度有不同的要求，所以說泡茶選水很重要，有言「水為茶之母」。

用硬度高的水泡茶不容易散發出美味，用硬度低的水泡茶不容易散發出香味，因此，享受美味的日本茶時適宜用硬度較低的水，享受香味的中國茶以及紅茶時適宜用硬度稍微高一點的軟水。另外，沏紅茶時若使用硬度低的水，茶水顏色會變淡，澀味比較濃，這種水適合大吉嶺茶；相反，若水的硬度高，茶水顏色會變濃，澀味比較淡，這種水適合澀味較濃的阿薩姆和烏瓦茶。所以，泡茶要根據茶葉品種的不同而選擇不同的水，才能泡出茶的好味道。

國家圖書館出版品預行編目資料

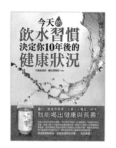

今天的飲水習慣,決定你10年後的健康狀況 / 左振素, 郇宜俊編著.
-- 初版. -- 新北市: 金塊文化, 2014.11
192 面; 17X 22.5公分. -- (實用生活; 16)
ISBN 978-986-90660-6-8(平裝)
1.水 2.健康法
411.41   103021011

實用生活16

今天的飲水習慣，決定你10年後的健康狀況

金塊　文化

作　　　者：左振素、郇宜俊
發 行 人：王志強
總 編 輯：余素珠
美 術 編 輯：JOHN平面設計工作室

出 版 社：金塊文化事業有限公司
地　　　址：新北市新莊區立信三街35巷2號12樓
電　　　話：02-2276-8940
傳　　　真：02-2276-3425
E - m a i l：nuggetsculture@yahoo.com.tw

匯 款 銀 行：上海商業銀行 新莊分行（總行代號 011）
匯 款 帳 號：25102000028053
戶　　　名：金塊文化事業有限公司

總 經 銷：商流文化事業有限公司
電　　　話：02-55799575
印　　　刷：大亞彩色印刷
初 版 一 刷：2014年11月
定　　　價：新台幣250元

金塊 文化

金塊●文化